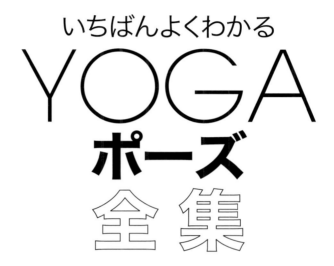

いちばんよくわかる YOGAポーズ全集

スタジオ・ヨギー／今津貴美・著

Gakken

はじめに

この本を手に取ってくださり、ありがとうございます。

『身体は魂の目覚める器』とお釈迦さまはおっしゃいました。ヨガ的に言えば、『身体は魂が宿る神殿』です。器も神殿も、手入れをしなければ長くは使えません。磨くほどに美しく輝き、私たちの気持ちを豊かにしてくれます。感性と才能を磨くヨガの練習は、心身の健康を促進し、視野を広くしてくれます。

ヨガの目的は、身体という神殿の内側に鎮座する『至福』を確立することだと言います。科学や文明がどんなに発達しても、人生には楽しいときもあれば苦しいときもあり、この苦楽の体験からは誰も自由になることができません。しかし、苦楽の体験からは自由になれなくても、心は自由でいられる『至福』の境地が誰しもの内側にあるのだとヨガでは言います。そのためのメソッドが、ヨガのアーサナ、呼吸法、瞑想、哲学です。

この本では、ヨガの中にあるさまざまなメソッドの中でもアーサナ（ポーズ）にフォーカスしています。自宅で1人でも練習できるよう、そして初心者から、ヨガインストラクターを目指す方々まで広く使って頂けるよう、以下の4つのポイントを意識して制作しています。

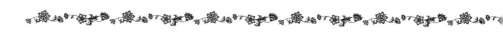

- 各々のアーサナで筋肉の伸長や強化する場所を理解する
- ケガや痛みを防ぐためのコツがわかる
- 難易度の高いアーサナの軽減法がわかる
- ヨガを伝える方がクラス構成を考える上でのヒントになる

アーサナを練習することにより、眠っていたチャレンジ精神を呼び覚まし、子供のように無邪気にアーサナに没頭する楽しさや、頑張るだけでなく、ときには委ねるような、能動と受動のバランスなどを思い出して頂く機会になればと思います。

現在は、ヨガの流派もさまざまです。ご自身にあったヨガの方法を探求しながら、この本が皆さまのアーサナの上達につながり、心身を強くしなやかにするヒントとなれば幸いです。そして、ご縁ある方々のサポートになると同時に、ヨガの目的である究極の至福に多くの方がつながることを願っています。

スタジオ・ヨギー
エグゼクティブ・ディレクター

今津貴美（キミ）

CONTENTS

はじめに 2

そもそもヨガって？ 6

本書の見方 10

ヨガプログラムの進め方 12

筋肉と骨格について 14

ヨガを行う前の注意点 16

PART1

はじめての人はここから
基本のアーサナ

基礎＆おやすみのポーズ 18

太陽礼拝 20

瞑想の座法 28

PART2

自分のペースでトライ！
初級〜発展のアーサナ

本書についての注意事項

・妊娠中の方、持病をお持ちの方、通院中の方は必ず医師に許可を得てから行ってください。

・ケガをしている、体に痛みや違和感がある場合は、医師や専門家に相談をした上で行ってください。

・ヨガを行っている最中に気分が悪くなったり、痛みや異常を感じたら、直ちに中断してください。

・ヨガのポーズやポーズ名は、指導者や流派によってもさまざまです。「スタジオ・ヨギー」では、本来サンスクリット語や英語を使って指導していますが、本書ではわかりやすいよう日本語表記にしています。

・ヨガを行う際は、無理をせず、ご自分のペースで行ってください。ヨガを行って生じた問題に対する責任は負いかねます。

立位 **32**
立位バランス **56**
膝位 **76**
アームバランス **90**

逆転 **114**
うつ伏せ **128**
座位 **136**
あお向け **176**

こんなときはどうする？ YOGA Q&A …… **192**

PART3
レベルアップを無理なく叶える
上級アーサナ攻略法

手を後ろで組んだねじって体側を伸ばすポーズ（ヒールアップ）…… **194**

手で足をつかむポーズ（横に開く）…… **196**

聖者アシュターヴァクラのポーズ …… **198**

上向きの弓のポーズ …… **200**

頭立ちのポーズI …… **202**

下を向いた木のポーズ …… **204**

目的別プラクティス …… **206**

掲載ポーズ一覧 …… **210**

和名さくいん …… **220**

サンスクリット語（英語）さくいん …… **222**

そもそもヨガって？

いまや、日本でも100万人を超えると言われるヨガ人口。
これほどたくさんの人を魅了するヨガとは何なのでしょう。
ここでは、ヨガの基本を少し見ていきます。

What is Yoga?

ヨガがいつ生まれたのかは、正確には不明です。ただ、インダス川流域で発見された紀元前3000年頃の石板に、ヨガの座法をとる人の姿が刻まれていたことから、少なくとも5000年以上前から行われていたと考えられています。

ヨガの語源は、サンスクリット語で「結ぶ」「つなぐ」といった意味を持つ "ユジュ"。心を純粋な意識へと統合するための瞑想や幸せに生きるための哲学に起源をもちます。それらを練習することにより、自分の本質を見いだし、理想的な状態に整えることが、ヨガ本来の目的なのです。

ヨガというとエクササイズ的な要素がクローズアップされますが、もともとは瞑想や哲学によって心身をコントロールすることが主体。そして、瞑想をより深めるための手段として、後に呼吸法やヨガのポーズであるアーサナが生まれ、これがヨガの三大要素と言われるようになったのです。

瞑想
古来から行われてきたヨガの練習法。思考の働きを抑制し、自分自身が本来持っている完全な状態へと整えていくものです。

哲学
究極の幸福を探究する哲学。瞑想・呼吸法・アーサナの背景にある考え方。人がなすべき行為や自然界のしくみを説いていきます。

アーサナ
「座る」という意味のサンスクリット語。ヨガの座法ができるよう関節や筋肉を柔軟にし、心身のこわばりをほぐしてくれます。呼吸も深まり、リラックス効果も。

呼吸法
調気法と呼ばれ、生命エネルギーを取り入れるという意味合いもあります。瞑想を深めるために瞑想の前に行われます。

瞑想

瞑想の効果

集中力が上がり、
仕事や勉強の効率がアップする

◆

ストレスが緩和され、心身を
コントロールできるようになる

◆

自信がつき、何事に対しても
前向きに行動できるようになる

Dhyana

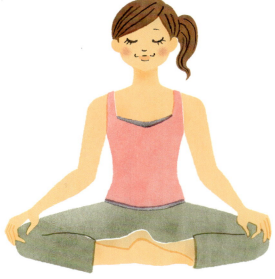

私たちは、常に外からの影響を受けています。何か決断をしようとしてもあれこれと考えてしまい、自分が本当に行きたい道へ進めないときも。瞑想とは、こういった周囲からの情報にとらわれがちな思考を止め、本来の自分とつながること。方法としては、マントラ(真言)を唱えたり、哲学的な内的探究を行います。瞑想を行うと集中力が上がり、ストレスが減って気持ちが前向きに。最近では、仕事の能率を上げるために瞑想を取り入れているビジネスマンも増えています。

呼吸法

呼吸法の効果

自律神経のバランスを整えて
心を穏やかにする

◆

心肺機能が高まり、血行が
促進されて代謝が上がる

◆

心身の緊張がほぐれ、
ストレスや疲労が軽減する

Pranayama

ヨガでは呼吸法のことを"プラーナヤーマ"と言います。プラーナは「生命エネルギー」で、ヤーマは「制御」という意味。ヨガの呼吸法では、アーヤーマは「拡張する」という意味もあるのです。実際に呼吸法には、意識的に深い呼吸をすることで副交感神経を優位にし、心身をリラックスさせる働きがあります。また、心肺機能が高まったり、デトックス効果が得られる呼吸法もあります。

アーサナ

アーサナの効果

インナーマッスルを鍛えるので、
細くしなやかな筋肉が育つ

◆

リンパの流れを促進して
老廃物の排出を促す

◆

体幹の筋肉を鍛えるので
スポーツのパフォーマンスが上がる

Asana

本書では、アーサナ（ヨガのポーズ）に比重を置いて紹介しています。アーサナとは、サンスクリット語で『座る』を意味する〝アーサ〟という言葉が変化したもの。

瞑想をするときに緊張のない、快適に安定した座法を長く維持するには、関節や筋肉が柔軟でなければなりません。そういった瞑想しやすい体をつくるための訓練的な要素もあるのがアーサナの特徴です。その健康効果は多く、血液やリンパの流れがよくなり、冷えやむくみ、肩こりなどが改善します。細く、しなやかな筋肉がつくので、ボディラインの引き締めにも役立ちます。さらに、体幹が強化されて姿勢がよくなる効果も。アーサナによって正しい姿勢がとれるようになれば、瞑想に必要な深い呼吸も行いやすくなります。

ストレッチと筋トレ、一度に両方の効果が得られる

ヨガのポーズでは、呼吸をしながら同じ姿勢をキープします。筋肉をジワジワと伸ばす一方で、適度に強化もしているので、柔軟性のある、細く、しなやかな筋肉がつくれます。

大きなリンパ節の周辺をほぐすからリンパの流れが促進

股関節や肩関節の周辺をほぐすポーズが多いのがヨガの特徴。そこには大きなリンパ節があるので、結果的にリンパの流れがよくなり、老廃物が排出されやすくなります。

体幹部が鍛えられ正しい体の使い方が身につく

ヨガのポーズを行うと背骨や骨盤を支える体幹部の筋肉が鍛えられます。全身運動でもあるので、体を機能的にバランスよく使えるようになり、姿勢もよくなります。

ハーバード大学などさまざまな研究機関がヨガの健康効果を実証

近年、ヨガの健康効果に関する研究が進んでいます。たとえば、ハーバード大学の調査では、ヨガや瞑想を行った被験者はストレス遺伝子が減少することが明らかに。また、イリノイ大学が行った認知機能の研究では、ヨガを行った被験者は、ストレッチなどを行った被験者に比べ、作業の集中力が高く、作業内容が迅速で正確だったことが判明。さらに、ヨガを行うことで、がん治療でのストレスによる炎症反応が低下し、睡眠の質が向上することが、オハイオ大学の研究でも確認されています。

実験で証明されたヨガの健康効果

- ●ストレス遺伝子の減少
- ●睡眠の質の向上
- ●集中力の向上
- ●がん治療でのストレスによる炎症反応の低下

ヨガの姿勢づくりのポイント

ヨガで姿勢をつくるときに基本となるのが以下のポイント。意識すると、体の軸が整い、ポーズが安定します。常に心にとどめておきましょう。

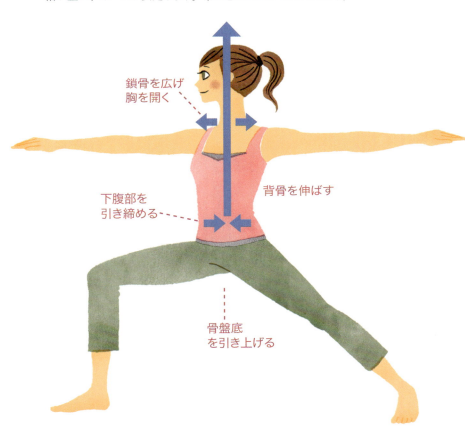

- 鎖骨を広げ胸を開く
- 背骨を伸ばす
- 下腹部を引き締める
- 骨盤底を引き上げる

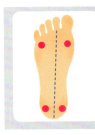

足裏の4点で床を踏みしめる

人さし指のつけ根からかかとの真ん中に向けたラインに対し、左右対称にある足裏の4点。ここに均等に体重を乗せます。

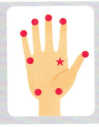

手のひらと指の腹の4点をつける

手のひらの4点とそれぞれの指の腹を均等に床へ置くことで手首が安定します。特に、★印の人さし指のつけ根は浮きやすいので注意。

本書の見方

本書は、ヨガのポーズを正しく理解しながら、初心者から上級者までレベルに応じて楽しく続けられるよう構成しています。ここでは、その使い方を紹介します。

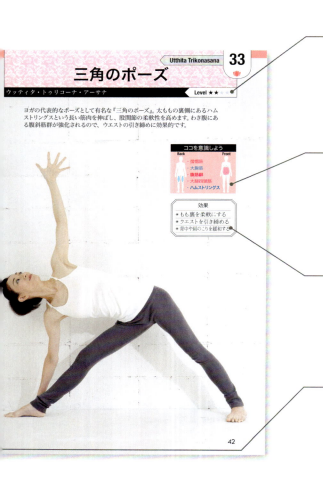

ポーズの難易度がひと目でわかる

各ポーズの難易度を5段階に分け、色のついた★の数で表示しています。自分の実力に合ったポーズを選ぶ際の参考にしてください。

意識する筋肉がわかるから正しいポーズをとりやすい

各ポーズによって強化される筋肉（赤色）、ストレッチされる筋肉（青色）、強化＆ストレッチされる筋肉（紫色）を記載。ポーズを行うときに特に意識する筋肉を図に表し、その筋肉名は太字で表示しています。

得られる効果からポーズを選ぶことも可能

ヨガのポーズを行うことで得られる効果はさまざま。ダイエット、美容、メンタル面など、そのときの目的に応じて選ぶことができます。

ポイントと注意点を写真で分かりやすく説明

ポイントや注意したい点を写真付きで記載。意識せずに行いがちなNGポーズなどに目を向けることができるので、ポーズの修得度もアップ。

行う人のレベルに合わせたバリエーションを紹介

メインのポーズのプロセスから発展できるポーズや、バリエーションのポーズなどを紹介。レベル表示で選びやすくなっています。

EASY	メインのポーズよりも難易度が低いポーズ
Variation	メインのポーズと難易度が同等のポーズ
Challenge	メインのポーズよりも難易度が高いポーズ

ポジショニングの種類

立位	片足、または両足に体重をかけ、立った姿勢で行うポーズ。
立位バランス	片足だけに体重をかけて立ち、バランスをとるポーズ。
膝位	両ひざ、または片方のひざに体重がかかっているポーズ。
アームバランス	手のひらを床につけてバランスをとるポーズ。腕に体重がかかっている。
逆転	手のひらやひじ、頭を床につけているポーズ。腕や肩に体重がかかっている。
うつ伏せ	腹ばいになっている、または、腹部が下を向いているポーズ。
座位	座り姿勢、または、しゃがんで行うポーズ。
あお向け	あお向け、または、腹部が上を向いているポーズ。

ジャンルの種類

立位（立位・膝位）	体重が両脚にかかっている。
立位バランス	体重のほとんどが片脚にかかっている。
腹筋	腹部を強化する。腹部を意識的に使う。
アームバランス	手のひらが床につき、体重が腕にかかっている。集中力を高める。
逆転❶	骨盤が頭よりも上にある。交感神経優位を促す。
逆転❷	骨盤が頭よりも上にある。副交感神経優位を促す。
側屈	脊柱が側屈している。
後屈	脊柱や股関節、または両方が伸展している。
ねじり	脊柱を回旋させている。自律神経のバランスを整える効果がある。
股関節	股関節の屈曲に加え、外転、外旋、内転、内旋などの動きが複合的に加わる。
前屈	脊柱や股関節、または両方が屈曲している。

※上記のポジショニングとジャンルは、本書用にわかりやすく分類したものです。

ヨガのポーズのベースとなる姿勢を記載

各ポーズを行うときの姿勢（ポジション）を8つに分類しています。同じ姿勢はまとめて練習したり、バランスよく選ぶことで全身を効果的に整えます。

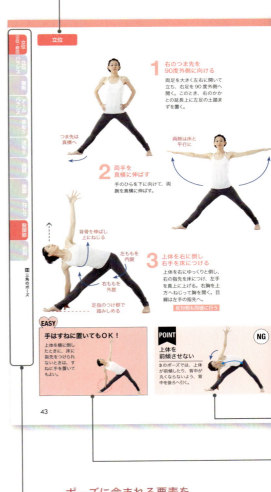

ポーズに含まれる要素を11ジャンルで細かく分類

ねじり、後屈、股関節など、各ポーズに含まれる動きの要素を11種類に分類して記載。目的によってポーズを選ぶときに役立ちます。

ヨガプログラムの進め方

ヨガが楽しくなってくると、自分で練習プログラムをつくりたくなるもの。そんなときのポーズ選びのヒントやヨガを行うときの呼吸についておさえておきましょう。

自分でつくるプログラムの組み方

オリジナルのプログラムをつくる場合、筋肉をバランスよく使うためにも、さまざまなジャンル（P.11参照）からまんべんなくポーズを選んでいくことがおすすめ。下の「基本的なプログラムの流れ」を参考に、太陽礼拝で体を温めたあと、各ジャンルの中から1〜2ポーズ選んでいきましょう。前屈、股関節、ねじり、逆転❷は、それぞれ座位とあお向けのポジショニングから選びます。このプログラムの流れは、交感神経を高めたあとに副交感神経を優位にしていくのでケガの予防にもつながり、最後はリラックスできます。初心者は、太陽礼拝以外の各ジャンルから1つずつ行うだけでOKです。

基本的なプログラムの流れ

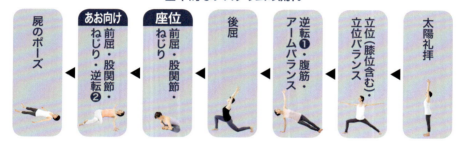

屍のポーズ ◀ あお向け 前屈・股関節・ねじり・逆転❷ ◀ 座位 前屈・股関節・ねじり ◀ 後屈 ◀ 逆転❶・腹筋・アームバランス ◀ 立位（膝位含む）・立位バランス ◀ 太陽礼拝

実力別ポーズの選び方

ヨガがだんだん上達してくると、レベルの高い新しいポーズに挑戦してみたくなるもの。もちろん、実力に合ったものならよいのですが、自分の実力をはるかに超えるレベルに挑戦するのはNGです。ただやってみたいという気持ちだけで安易に行うと、筋肉や腱を痛め、ケガをする可能性が高くなるのです。例えば、初心者がプログラムを組む場合は、レベル1〜2をメインに行い、レベル3を1、2個選んでチャレンジするといった構成がおすすめ。そして、レベル3がムリなくできるようになったら、下の図のように、中級、上級へとステップアップしていきましょう。

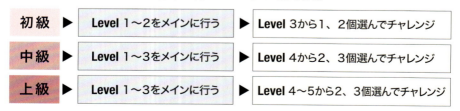

初級	▶	Level 1〜2をメインに行う	▶	Level 3から1、2個選んでチャレンジ
中級	▶	Level 1〜3をメインに行う	▶	Level 4から2、3個選んでチャレンジ
上級	▶	Level 1〜3をメインに行う	▶	Level 4〜5から2、3個選んでチャレンジ

呼吸の仕方

呼吸は、ヨガの効果を高めるポイントのひとつ。深い呼吸を行うと、体内に気（生命エネルギー）が巡り、心身ともにリラックス効果が得られます。とはいえ、呼吸を意識し過ぎるあまり、ポーズがおろそかになるのは本末転倒。慣れないうちは、呼吸を止めないよう気をつけるだけでいいので、ポーズの正確性を優先させて。完成ポーズでは、自然呼吸で5〜10呼吸分（鼻から吸って鼻から吐くで1呼吸）キープします。そして、余裕が出てきたら、下にあるようなポーズや動作に連動した呼吸をしていくとよいでしょう。

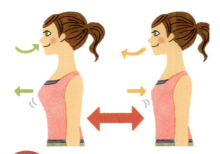

胸式呼吸
胸郭の動きによる呼吸。息を吸うと肺に空気が入って胸（ろっ骨）が広がり、息を吐くと戻ります。この呼吸法では、交感神経を優位にします。

ポーズでの呼吸の目安

胸式呼吸 立位、アームバランス、逆転などの筋肉への負荷が高いポーズ。

腹式呼吸 座位、あお向けなどの比較的腹筋を使わないポーズ。

体勢での呼吸の目安

吸う 体を後屈させたり、伸ばすとき。力を入れるとき。

吐く 体を前屈させたり、ねじるとき。力を抜くとき。

腹式呼吸
横隔膜の動きによる呼吸。息を吸ったときに、肺の下にある横隔膜が下りるのでおなかが膨らみ、息を吐くとおなかが凹みます。副交感神経を優位にします。

あると役立つヨガの道具

ブランケット
体の下に敷いて床に骨が当たる痛みを防いだり、姿勢の補助に使用。毛布やクッションでもOK。

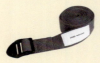

ストラップ
柔軟性が足りないときや力を補強したいときに使う補助具。タオルで代用することも。

ヨガブロック
ムリなく正しい姿勢をとれるよう体を補助する道具。複数個を使う場合もあります。

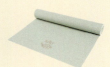

ヨガマット
足がすべらないように敷きます。フローリングなどの滑りやすい床では必需品。

筋肉と骨格について

ヨガのポーズをとるときには、どこの筋肉に効いているか、どの関節が働いているかなどを意識しながら行うと上達も早まります。下のイラストで確認しながら行いましょう。

筋肉図

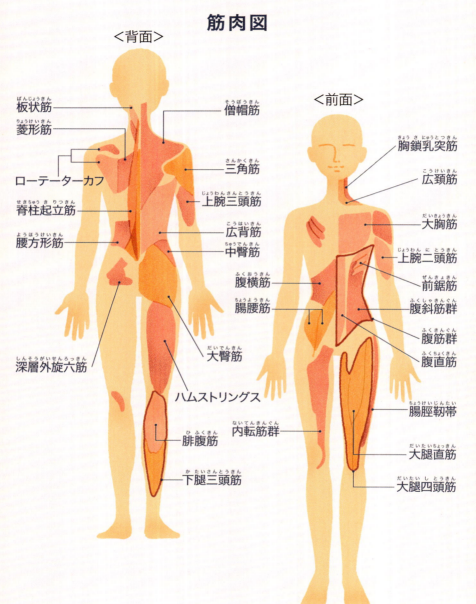

骨格図

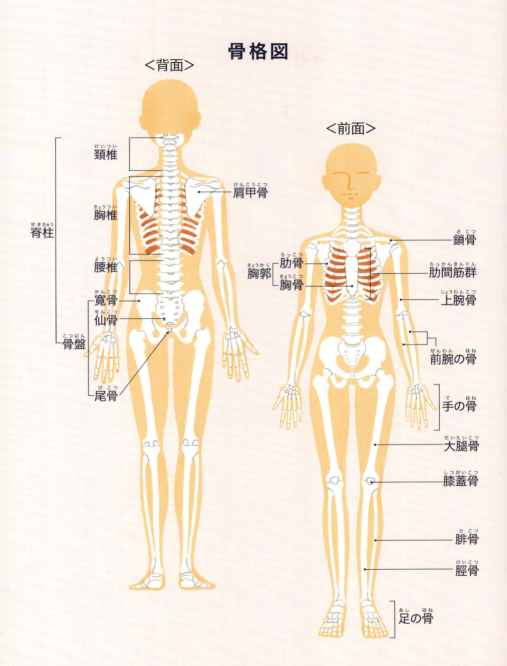

ヨガを行う前の注意点

ヨガのポーズを行っていくうえで気をつけたいことがいくつかあります。大切なポイントでもあるので、はじめる前にしっかりとチェックしておきましょう。

ムリをせず
マイペースに行う

ヨガのポーズの中には、自然な体の動きに沿っていないものもあります。そのため、ヨガをはじめたばかりの人がムリにポーズを完成させようとすると、ケガをする可能性も。自分のできる範囲内でマイペースに行うことが、楽しく続けていける秘訣です。

食後2〜3時間は
行わない

食後は、消化・吸収のために血液が胃や腸に集中するので、2〜3時間はヨガを行うのを避けましょう。それ以外はいつ行ってもOK。特に、朝は体が硬いので、ヨガで筋肉をほぐして血流をよくすると、脳や体が目覚め、1日を活動的に過ごしやすくなります。

"ながら"は厳禁！
心身に意識を向けて

ヨガでは、ポーズをとりながら、呼吸や体の内側に意識を向けることを大切にしています。そのため、テレビを見ながら、または、会話をしながら行うのはNG。集中力を高めたり、リラックスさせたりするようなヒーリング音楽などは聴きながら行っても大丈夫です。

妊娠中は
安定期までは行わない

腰痛やむくみなど、妊娠期に起きやすいトラブルをケアするためにヨガを行う場合、妊娠中は安定期に入る5か月目以降から、産後は6週目以降からはじめましょう。妊娠期には避けるべきポーズやアレンジが必要なポーズもあるので指導者の下で行うのがおすすめです。

体を締めつける
服装は避ける

ヨガのポーズの中には、手足を大きく動かすものもあるので、体を締めつけない、動きやすい服装がおすすめ。じんわりと汗をかくので、通気性のよい素材を選ぶとよいでしょう。着心地がよく、かわいいウェアなら、モチベーションアップにもつながります。

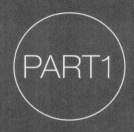

PART1

はじめての人はここから
基本のアーサナ

ヨガをはじめるうえで
マスターしたい基本のアーサナです。
座法は瞑想のときに、それ以外のポーズは
ヨガのクラスなどではウォーミングアップや
クールダウン、つなぎのポーズとして
使われるものなので確認しておきましょう。

Basic Asana

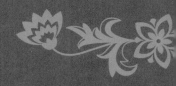

瞑想の座法

瞑想の座法は、快適かつ安定して座れることが大事です。まずはムリのない範囲でできそうな座法を見つけ、アーサナの練習の前後に座って体の変化を感じましょう。

※全ての座法は、背骨を伸ばし、骨盤を立てた状態で行います。
　左右非対称のものは、反対側も同様に行うのが理想的です。

EASY

両足を恥骨の前に置く

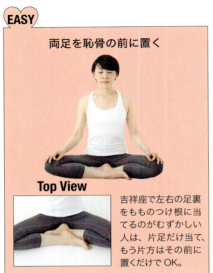

Top View

吉祥座で左右の足裏をももののつけ根に当てるのがむずかしい人は、片足だけ当て、もう片方はその前に置くだけでOK。

1 Svastikasana 吉祥座
スヴァスティカ・アーサナ

Level ★

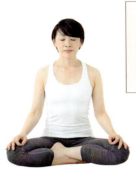

Top View

スヴァスティカは、「吉祥の印＝卍」という意味。脚の形が卍に似ていることから名づけられた座法。

長座（P.28参照）から、両すねの真ん中でそれぞれの脚を交差し、両ひざを床へ下ろす。

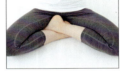

3 Vajrasana 金剛座
ヴァジラ・アーサナ

Level ★★

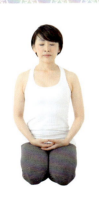

Back

ヴァジラとは「金剛」の意味。しっかりした座り方をイメージさせる座法。日本の正座に似ています。

両ひざをそろえてひざ立ちになり、つま先を後方へ向ける。左右のかかとを中央に寄せながらお尻を下ろす。

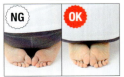

NG　OK

2 Virasana 英雄座
ヴィーラ・アーサナ

Level ★

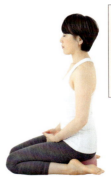

Back View

割座とも言われる座り方。ブロックやクッションを使えば比較的ラクに行えます。

正座からお尻を持ち上げ、両足を外側に開き、かかとの間の床にお尻をつける。慣れないうちはブロックを置くとよい。

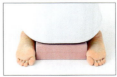

18

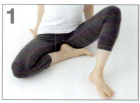
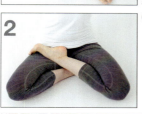
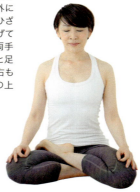

4
Ardha Padmasana
半蓮華座
アルダ・パドマ・アーサナ

Level ★★☆☆☆

❶長座から右ひざを曲げ、外に開く。❷左ひざも同様に曲げて外に開く。両手で左足の甲と足首を持ち、右もものつけ根の上にのせる。

ヨガの代表的な座法「蓮華座」（下記参照）を片方だけ行うもの。蓮華座の練習としても有効です。

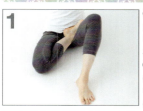
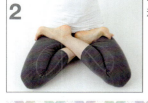
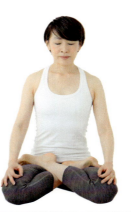

5
Padmasana
蓮華座
パドマ・アーサナ

Level ★★★★☆

❶長座から右ひざを曲げ、右足を左もものつけ根の上にのせる。❷左の足首と足の甲を持ち、右もものつけ根にのせる。つま先を立て、すねを活性化させる。

脚の形が蓮の花（パドマの意）に似ていることから名づけられた座法。難易度の高い座法のひとつです。

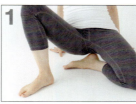
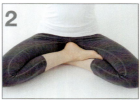
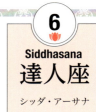

6
Siddhasana
達人座
シッダ・アーサナ

Level ★★★★☆

❶長座から左ひざを曲げ、かかとの上に会陰部（陰部と肛門の間）を当てるようにお尻を下ろす。❷左のかかとの上に右のかかとをのせ、つま先を左ももとふくらはぎの間に差し込む。

ヨガで重要視されている座法のひとつ。潜在的に眠っているエネルギーを覚醒させるとも言われています。

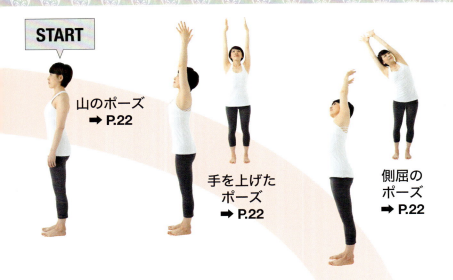

START

山のポーズ
➡ P.22

手を上げたポーズ
➡ P.22

側屈のポーズ
➡ P.22

太陽礼拝 Surya namaskara

スーリヤ・ナマスカーラ　Level ★★☆☆☆

太陽礼拝は太陽に感謝する礼拝の行為。一連のポーズには、体の機能を高めるさまざまな動きが含まれているのでヨガをはじめる前の準備体操としても使われています。

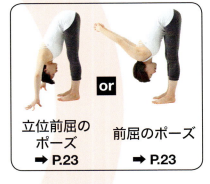

立位前屈のポーズ
➡ P.23

or

前屈のポーズ
➡ P.23

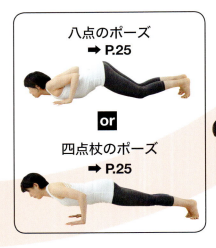

八点のポーズ
➡ P.25

or

四点杖のポーズ
➡ P.25

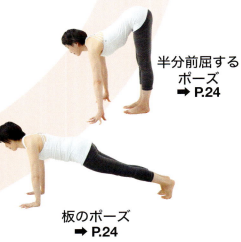

半分前屈するポーズ
➡ P.24

板のポーズ
➡ P.24

20

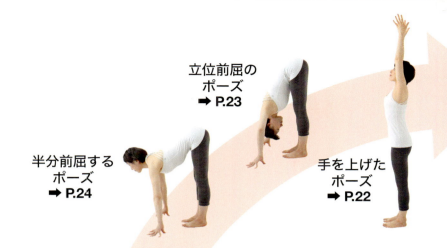

半分前屈する
ポーズ
➡ P.24

立位前屈の
ポーズ
➡ P.23

手を上げた
ポーズ
➡ P.22

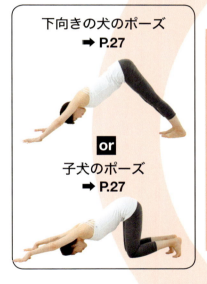

下向きの犬のポーズ
➡ P.27

or

子犬のポーズ
➡ P.27

Try! **Video Lesson**
太陽礼拝のオリジナル動画を
パソコンや携帯で見られます

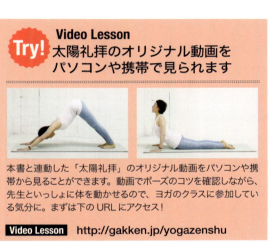

本書と連動した「太陽礼拝」のオリジナル動画をパソコンや携帯から見ることができます。動画でポーズのコツを確認しながら、先生といっしょに体を動かせるので、ヨガのクラスに参加している気分に。まずは下のURLにアクセス！

Video Lesson　http://gakken.jp/yogazenshu

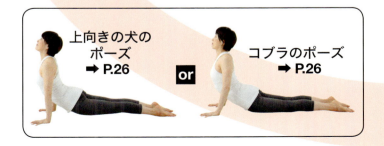

上向きの犬の
ポーズ
➡ P.26

or

コブラのポーズ
➡ P.26

7 山のポーズ Tadasana
ターダ・アーサナ

Level★☆☆☆☆

すべての立位の基本となるポーズ。正しく行うと、体の中心軸が整って姿勢がよくなり、心身に安定感が生まれます。

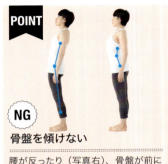

POINT

NG 骨盤を傾けない

腰が反ったり（写真右）、骨盤が前に出て後傾（写真左）しないよう注意する。

Side

耳、肩、大転子、ひざ、くるぶしを一直線にする

肩の力を抜いてまっすぐに立つ

両足を腰幅に開いて立ち、両ひざを体の中心軸に向けて引き寄せる。尾骨を下げて下腹部に軽く力を入れ、頭を天井に向けて引き上げる。

Front

肩の力を抜く

骨盤を中心に上下に伸びる

両足を腰幅に開く

---

8 9 手を上げたポーズ＆側屈のポーズ
Urdhva Hastasana & Side Bending
ウールドヴァ・ハスタ・アーサナ＆サイド ベンディング

Level★☆☆☆☆

両腕を上げ、肩まわりをほぐして気持ちを前向きにします。側屈のポーズは体側が気持ちよく伸び、呼吸が深まります。

体側を伸ばす

縮める

両腕を上へ伸ばし上体を横に倒す

手を上げたポーズから、右手の親指と左の親指を絡め、上体を右へ倒す。反対側も同様に。

Side

肩、骨盤の真ん中、外くるぶしを一直線にする

まっすぐに立ち両腕を上へ伸ばす

山のポーズから、両腕を頭上に伸ばす。足裏4点（P.9）で床を押し、上体を引き上げて体側を長く保つ。

Front

両腕を肩幅に開く

体側を長く保つ

両すねを引き寄せる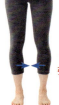

10 Uttanasana 前屈のポーズ
ウッターナ・アーサナ（手を後ろで組んだバージョン）　Level★

体の後ろで手を組んで上体を前に倒すポーズ。太ももの裏側とともに肩甲骨まわりをほぐします。

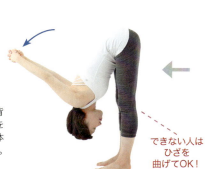

後ろで手を組み上体を前へ倒す
側屈のポーズから両手を背中へ回して組む。肩甲骨を寄せて胸を引き上げ、上体を前へ倒して両腕を上げる。

肩甲骨を寄せる

できない人はひざを曲げてOK！

---

11 Uttanasana 立位前屈のポーズ
ウッターナ・アーサナ（立位前屈のポーズ）　Level★★

上半身を深く前に倒して、体の背面を伸ばすポーズ。精神を落ち着かせる、内臓の調子を整えるといった効果も期待できます。

EASY

太ももの裏が刺激される程度にひざを曲げる
ひざを伸ばすのがツライ人は、もも裏へのストレッチ感が得られる程度にひざを曲げる。

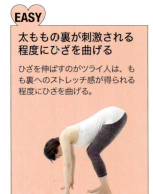

床のほうへ背骨を伸ばす
前屈のポーズから、指先を床につけて押す。足裏の4点（P.9）で床を押しながら、背骨を床のほうへ伸ばす。

Side　Front

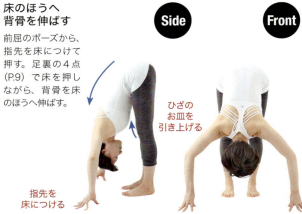

指先を床につける

ひざのお皿を引き上げる

23

12 半分前屈するポーズ
Ardha Uttanasana
アルダ・ウッターナ・アーサナ
Level★★

前屈から半分だけ上半身を起こすポーズ。背骨を伸ばすことが目的なので、背中を丸めず、体側を伸ばすことを意識して。

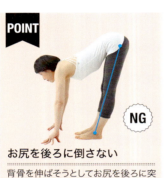

POINT

お尻を後ろに倒さない
背骨を伸ばそうとしてお尻を後ろに突き出すのはNG。坐骨の真下にかかとがくる状態を保つこと。

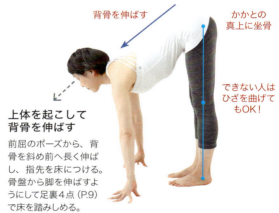

背骨を伸ばす
かかとの真上に坐骨
できない人はひざを曲げてもOK！

上体を起こして背骨を伸ばす
前屈のポーズから、背骨を斜め前へ長く伸ばし、指先を床につける。骨盤から脚を伸ばすようにして足裏4点（P.9）で床を踏みしめる。

13 板のポーズ
Phalakasana/Plank Pose
ファラカ・アーサナ／プランクポーズ
Level★★

両手、両足の4点で体を支えるポーズ。体のラインを一直線に保つために体幹が使われるので、姿勢を整えることができます。

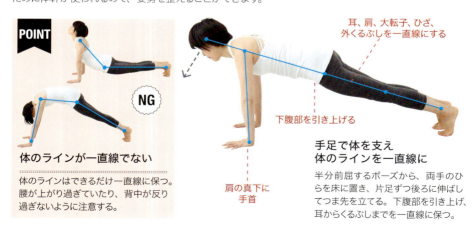

POINT

体のラインが一直線でない
体のラインはできるだけ一直線に保つ。腰が上がり過ぎていたり、背中が反り過ぎないように注意する。

耳、肩、大転子、ひざ、外くるぶしを一直線にする
下腹部を引き上げる
肩の真下に手首

手足で体を支え体のラインを一直線に
半分前屈するポーズから、両手のひらを床に置き、片足ずつ後ろに伸ばしてつま先を立てる。下腹部を引き上げ、耳からくるぶしまでを一直線に保つ。

24

14 八点のポーズ
Astanga Dandasana
アシュターンガ・ダンダ・アーサナ　　　Level ★★☆☆☆

両手、両ひざ、両足、胸、あごの8点を床につけて体を支えるポーズ。
手首、腕、腹筋、背筋を強化することができます。

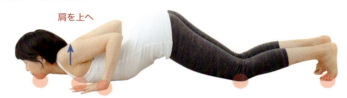

肩を上へ

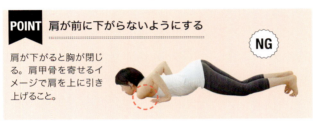

POINT　肩が前に下がらないようにする

肩が下がると胸が閉じる。肩甲骨を寄せるイメージで肩を上に引き上げること。

NG

手足、ひざ、胸、あごで体を支える
板のポーズから、両ひざを床につける。お尻を持ち上げたまま、両手の間に胸を下ろし、あごを床につける。

---

15 四点杖のポーズ
Chaturanga Dandasana
チャトゥランガ・ダンダ・アーサナ　　　Level ★★★☆☆

両手足の4点で体を支え、両ひじを曲げるポーズ。八点のポーズより難易度が高く、手首、腕、腹筋への負荷も上がります。

耳からくるぶしまでを一直線にする

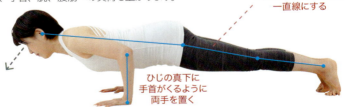

ひじの真下に手首がくるように両手を置く

EASY

両ひざを床につけて負荷を軽くする

難しい場合は、ひざを床につけてもOK。前腕は床と垂直に。筋力がついたらひざを浮かせて挑戦を。

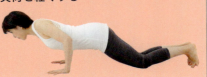

手足で体を支え両ひじを曲げる
八点のポーズから、胸と両ひざを床から離し、前腕が床と垂直になるようひじを曲げる。体のラインは一直線に。

16 Bhujangasana
コブラのポーズ
ブジャンガ・アーサナ

Level ★★

うつ伏せから上半身を起こし、体の前面をストレッチするポーズ。柔らかい腰だけを使わず、上半身全体を使いましょう。

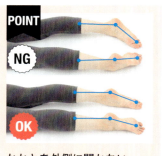

POINT

かかとを外側に開かない

かかとが外側に開くと、脚の力が入りづらく、結果的に腰だけを使いがちに。かかとを真ん中に寄せよう。

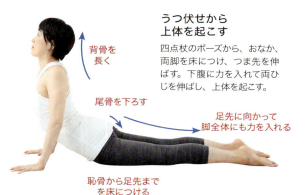

うつ伏せから上体を起こす

四点杖のポーズから、おなか、両脚を床につけ、つま先を伸ばす。下腹に力を入れて両ひじを伸ばし、上体を起こす。

- 背骨を長く
- 尾骨を下ろす
- 足先に向かって脚全体にも力を入れる
- 恥骨から足先までを床につける

---

17 Urdhva Mukha Svanasana
上向きの犬のポーズ
ウールドヴァ・ムカ・シュヴァーナ・アーサナ

Level ★★★

手と足の甲だけで体を支えて上半身を起こすポーズ。体の前面をストレッチし、腕の力を強くします。

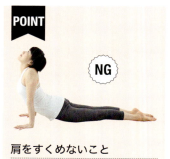

POINT

肩をすくめないこと

肩がすくみ、首の後ろが詰まると、腹筋が抜け、腕の力が強化されない。首は長く保ち、下腹に力を入れて行おう。

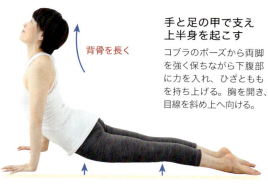

手と足の甲で支え上半身を起こす

コブラのポーズから両脚を強く保ちながら下腹部に力を入れ、ひざとももを持ち上げる。胸を開き、目線を斜め上へ向ける。

- 背骨を長く
- 恥骨からすねまでは床につけない

18 子犬のポーズ
Uttana Shishosana/Puppy Pose
ウッターナ・シショーサナ／パピー・ポーズ
Level★☆☆☆☆

子犬が伸びをするような形のポーズ。背骨や肩関節まわりをストレッチできます。胸を開くので呼吸機能の改善にも役立ちます。

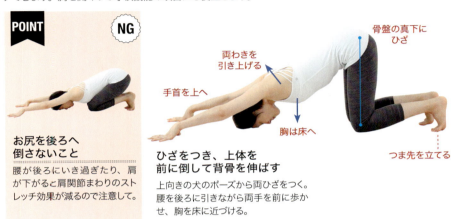

POINT / **NG**

お尻を後ろへ倒さないこと
腰が後ろにいき過ぎたり、肩が下がると肩関節まわりのストレッチ効果が減るので注意して。

- 骨盤の真下にひざ
- 両わきを引き上げる
- 手首を上へ
- 胸は床へ
- つま先を立てる

ひざをつき、上体を前に倒して背骨を伸ばす
上向きの犬のポーズから両ひざをつく。腰を後ろに引きながら両手を前に歩かせ、胸を床に近づける。

19 下向きの犬のポーズ
Adho Mukha Svanasana
アドー・ムカ・シュヴァーナ・アーサナ
Level★★☆☆☆

手と足で体を支えながら体の背面をストレッチするポーズ。全身の疲れをとる効果があります。

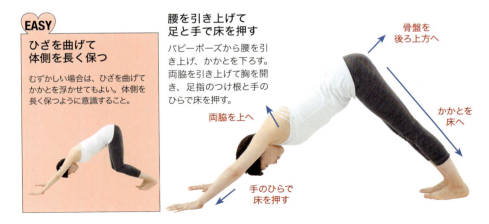

EASY

ひざを曲げて体側を長く保つ
むずかしい場合は、ひざを曲げてかかとを浮かせてもよい。体側を長く保つように意識すること。

腰を引き上げて足と手で床を押す
パピーポーズから腰を引き上げ、かかとを下ろす。両脇を引き上げて胸を開き、足指のつけ根と手のひらで床を押す。

- 骨盤を後ろ上方へ
- かかとを床へ
- 両脇を上へ
- 手のひらで床を押す

基礎&おやすみのポーズ

「基礎&おやすみのポーズ」は、ポーズの間や最後におやすみとして入れたり、準備としても使います。シンプルな形のものが多いですが、使用頻度もそれなりに多いので要チェック！

20 Dandasana
杖のポーズ（長座）
ダンダ・アーサナ

Level ★★☆☆☆

両脚を伸ばして座るこのポーズは「長座」とも呼ばれ、座位の基本ポーズになります。背骨を伸ばし骨盤を立たせることがポイント。

POINT

背骨を伸ばして骨盤を立てること

このポーズでは、下腹部に力を入れて骨盤を立てることが重要。腰が丸まって骨盤が後傾しないように注意する。

両脚をそろえて前方へ伸ばし骨盤を立てて座る

両脚を伸ばして座り、足裏の4点（P.9）を前方へ押し出す。坐骨で床を押しながら背骨を伸ばし、下腹部に力を入れて骨盤を立てる。

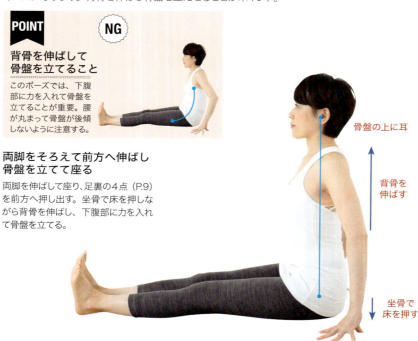

骨盤の上に耳

背骨を伸ばす

坐骨で床を押す

EASY

ブランケットを敷いたり、ひざを曲げてもOK

座ったときに骨盤が立たない場合は、お尻の下にブランケットを敷くか、ひざを曲げて行おう。

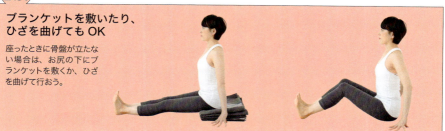

21 Balasana チャイルドポーズ
バーラ・アーサナ

Level ★☆☆☆☆

正座を崩し、床におでこをつけて脱力するおやすみポーズ。気持ちを落ち着かせるほか、頭、首、肩、腕、腰などの緊張をほぐします。

正座から両手を前に伸ばし額を床につける

正座になって両ひざを腰幅より大きめに開く。上体を前に倒して床に額をつけ、両腕を前方へ伸ばして力を抜く。

Variation
リラックスできるポーズを選んで

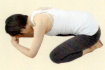

こぶしをつくり、上下に重ねて額をのせたり、腕を脚の横に置いてもよい。一番体がリラックスできる姿勢を選ぼう。

22 Supta Balasana あお向けのチャイルドポーズ
スプタ・バーラ・アーサナ

Level ★☆☆☆☆

あお向けになり、ひざを抱えるポーズ。腰をストレッチでき、リラックスすることができます。

両ひざを抱えて引き寄せる

あお向けになり、両ひざを曲げて体へ引き寄せる。両手でひざを抱え、さらに胸のほうへ近づける。

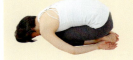

肩の力を抜き両肩は床につける

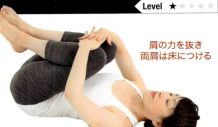

EASY
ストラップで脚を引き寄せる

両脚を抱えにくい人は、ストラップをひざの裏に当て、両手で引き寄せる。

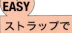

POINT 首や肩まわりはリラックス

ひざを抱え込むときにあごが上がると首に負担をかけるのでNG。首や肩まわりはリラックスさせておく。

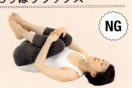

NG

23 Advasana うつ伏せのポーズ

アドヴァ・アーサナ（バリエーション）　　　Level ★

うつ伏せになり、顔の下で手を重ねてリラックスするポーズ。うつ伏せ系の基礎ポーズや休憩ポーズにもなります。

うつ伏せになり力を抜く

うつ伏せになり、両手を顔の前で重ね、その上に額をのせて体の力を抜く。

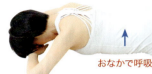

おなかで呼吸

Variation　ひざを開いて横を向く

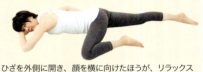

ひざを外側に開き、顔を横に向けたほうが、リラックスできる人はこのポーズを選んで。

POINT　つま先は気持ちよいほうへ向ける

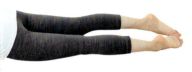

つま先は外側に向けても内側に向けてもOK。股関節の開き具合には個人差があるので、気持ちよいほうを選んで。

24 Savasana 屍のポーズ

シャヴァ・アーサナ　　　Level ★

あお向けになって心身の緊張をほぐすポーズ。リラックス効果が高いので、ほかのポーズで体を動かした後や瞑想のときなどに行います。

両足は肩幅　　手のひらを上向きに　　こぶし1個分空ける

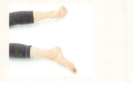

あお向けになって目を閉じ、体の力を抜く

あお向けになり、両足を肩幅程度に開く。腕は軽く広げて手のひらを上に向ける。目を閉じて体の力を抜く。

EASY　ひざの下にブランケットを置く

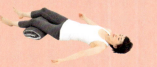

腰痛のある人はブランケットを丸めてひざの下に置くと腰のカーブが適切になるのでおすすめ。

POINT　体の中心軸を意識してまっすぐ保つ

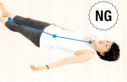

NG

体が曲がると偏ったところに力が入ります。頭から足先まで体の中心軸をまっすぐに保つよう意識して。

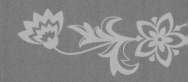

自分のペースで
トライ！
初級～発展の
アーサナ

初心者でも行えるやさしいものから
上級者向けの高度なものまで
アーサナをポジショニング別に紹介。
各ポジショニングで後ろのページにいくほど
難易度が高くなっていくので、
自分のレベルに合わせてセレクトしましょう。

Beginner to
Advanced
Asana

Virabhadrasana I

英雄のポーズ I

ヴィーラバドラ・アーサナ I

Level ★★

足を前後に大きく開き、両手を頭上に上げて体側を伸ばすポーズ。このポーズを練習すると胸郭が広がり、深い呼吸ができるようになります。骨盤が横に開きやすいので後ろ脚の太ももを内側へ回し、尾骨を下げながら行いましょう。

ココを意識しよう

Back / Front
- 広背筋
- 腹筋群（体幹）
- 腸腰筋
- 臀筋群
- 大腿四頭筋
- ハムストリングス

効果
- 呼吸機能を改善する
- 股関節・肩まわりを柔軟にする
- 下半身を強くする

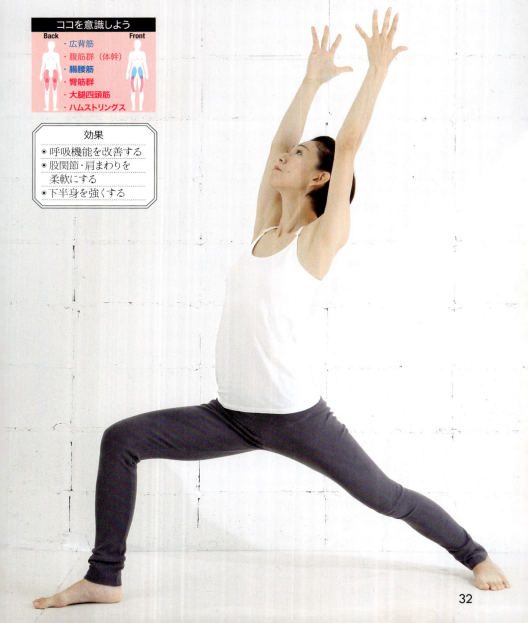

32

立位

1 左足を後ろに引き足先を外側に向ける

山のポーズ（P.22）で立ち、左足を大きく後ろに引いてつま先を45度外側に向ける。両手を腰に当て、骨盤を正面に向ける。

2 かかとの真上まで右ひざを曲げる

骨盤を正面に向けたまま、ひざ頭がかかとの真上にくるように右ひざを曲げる。

3 足裏で床を踏みしめ両手を頭上に上げる

左右の足裏で均等に床を踏みしめながら、両手を頭上に上げる。胸を開き、両腕を後ろに引いて体側をじっくり伸ばしていく。

反対側も同様に行う

Variation
26 ハイランジ
ハイランジ

左のつま先を正面に向けて**2**まで行い、両手を上げながらかかとを持ち上げる。両脚を中心軸に寄せながら左のもも裏を引き上げる。

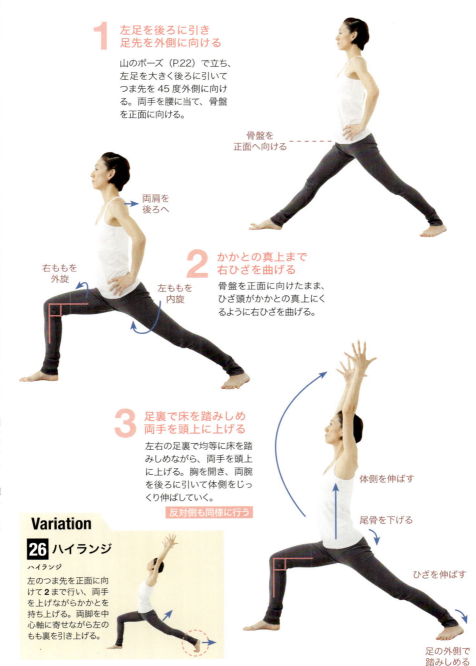

骨盤を正面へ向ける

両肩を後ろへ

右ももを外旋

左ももを内旋

体側を伸ばす

尾骨を下げる

ひざを伸ばす

足の外側で踏みしめる

英雄のポーズ Ⅱ

Virabhadrasana Ⅱ

27

ヴィーラバドラ・アーサナ Ⅱ

Level ★★

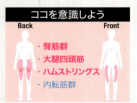

ココを意識しよう
Back　Front
- 臀筋群
- 大腿四頭筋
- ハムストリングス
- 内転筋群

このポーズは下半身の筋肉を強化すると同時に、股関節を開く内転筋も伸ばすことができます。曲げたひざが、足首よりも前に出ないこと、内側に入らないことにも気をつけながら行いましょう。

効果
- 下半身を引き締める
- 股関節を柔軟にする
- 姿勢をよくする

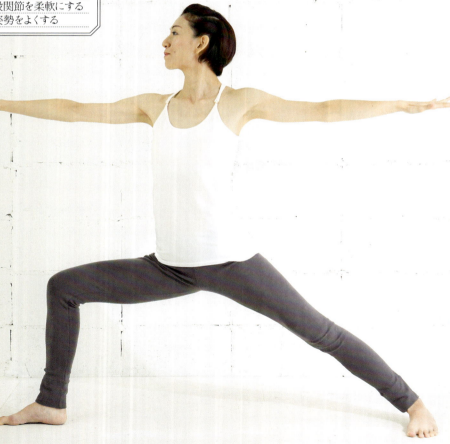

立位

1 右のつま先を真横に向ける

両足を大きく左右に開き、右足を90度外側へ開く。このとき、右のかかとの延長上に左足の土踏まずを置く。

つま先は真横へ

左右の骨盤を平行に

2 かかとの真上まで右ひざを曲げる

骨盤を正面に向けたまま、ひざ頭がかかとの真上にくるように右ひざを曲げる。ひざが内側に入らないよう、右足の人さし指と同じ方向に曲げること。

右ももを外旋
左ももを内旋
足裏の外側で床を踏みしめる

3 両腕を真横に伸ばし右手の指先を見る

両腕を肩の高さで真横に開き、目線を右の指先へ向ける。このとき、左足の外側が浮かないよう、しっかりと足裏で床を踏みしめる。

反対側も同様に行う

POINT 上体を前に倒さない

上体と骨盤が前傾しないようにすること。下半身を安定させ、上体を床に対して垂直に保つように意識する。

NG

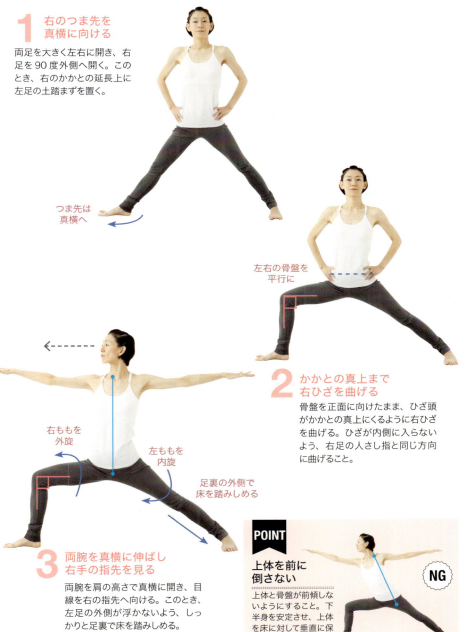

27 英雄のポーズ II

35

天を仰ぐ英雄のポーズⅡ

Viparita Virabhadrasana Ⅱ

28

ヴィパリータ・ヴィーラバドラ・アーサナⅡ

Level ★★

ココを意識しよう

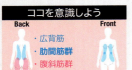

- 広背筋
- 肋間筋群
- 腹斜筋群
- 腹斜筋群
- 臀筋群

脚力を鍛えつつ、体側を伸ばすポーズです。体の側面にある筋肉群を意識しながら気持ちよく伸ばしていって。伸ばしているほうの体側に吸う息を満たして、呼吸も深めていきましょう。

効果

- 下半身を引き締める
- 股関節を柔軟にする
- 呼吸を深める

立位

1 右のつま先を真横に向ける

両足を大きく左右に開き、右足を90度外側へ開く。このとき、右のかかとの延長上に左足の土踏まずを置く。

つま先は真横へ

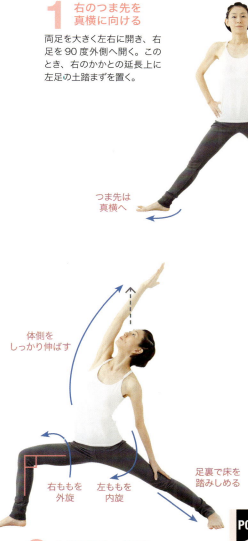

2 かかとの真上まで右ひざを曲げる

骨盤を正面に向けたまま、ひざ頭がかかとの真上にくるように右ひざを曲げる。ひざが内側に入らないよう、右足の人さし指と同じ方向に曲げること。

体側をしっかり伸ばす

右ももを外旋

左ももを内旋

足裏で床を踏みしめる

3 右腕を頭上に伸ばし右の体側を伸ばす

右腕を上げ、上体を後ろへ預けて右の体側を伸ばす。

反対側も同様に行う

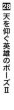

28 天を仰ぐ英雄のポーズⅡ

POINT　ひざを内側に曲げない

体を反らせて体側を伸ばすには、下半身の安定が必要。曲げたひざが、内側や外側に倒れないようにする。

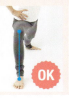

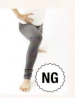

Utthita Parsvakonasana 29

体側を伸ばすポーズ

ウッティタ・パールシュヴァコーナ・アーサナ

Level ★★

前脚全体に大きな負荷がかかることで下半身を強く鍛えるポーズ。後ろの足で強く床を踏みしめることでバランスをとります。後ろの脚から上半身を一直線に保って体側を伸ばしましょう。

ココを意識しよう

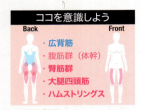

Back　Front
- 広背筋
- 腹筋群（体幹）
- 臀筋群
- 大腿四頭筋
- ハムストリングス

効果
- 下半身を強化する
- 腰痛を緩和する
- 股関節を柔軟にする

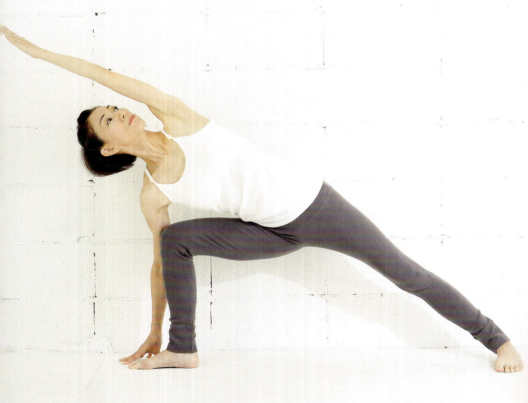

立位

1 右ひざを曲げ上体を横に倒す

両足を大きく開いて右のつま先を90度外側へ開く。右ひざをかかとの真上まで曲げ、上体を横に倒す。右の前腕を右ひざの上に置き、上体を起こす。

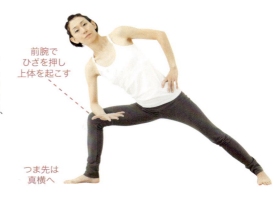

前腕でひざを押し上体を起こす

つま先は真横へ

2 左腕を頭の先へ上げ体側を伸ばす

左腕を頭の先へ体側に添って伸ばす。肩を後ろへ引き、上体を左側へねじるようにして体側を伸ばしていく。目線は斜め上へ。

上腕の内側を後ろに引く

左ももを内旋

右ももを外旋

3 右の指先を床につけさらに上体を倒す

右足の外側に右手を置き、上体をさらに倒す。左手を遠くへ伸ばしながら左の足裏で床を踏みしめて体側をじっくり伸ばしていく。

反対側も同様に行う

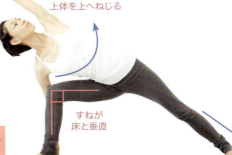

背骨を伸ばして上体を上へねじる

すねが床と垂直

足裏の外側で床を踏みしめる

Challenge
30 手を後ろで組んで前にダイブするポーズ
バッダ・ハスタ・パールシュヴァコーナ・アーサナ

3から上体を斜め前に倒し、体の後ろで両手を組む。さらに両腕を引き上げ、目線を斜め前に向ける。

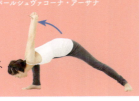

椅子のポーズ

Utkatasana 31

ウトゥカタ・アーサナ

Level ★★

足首を強くし、脚の筋肉をバランスよく鍛えることができるポーズ。脊柱起立筋群は、上半身を前傾するほど強化できます。グラつく場合は、両脚を真ん中へ寄せ合い、足裏で床を踏みしめると下半身が安定します。

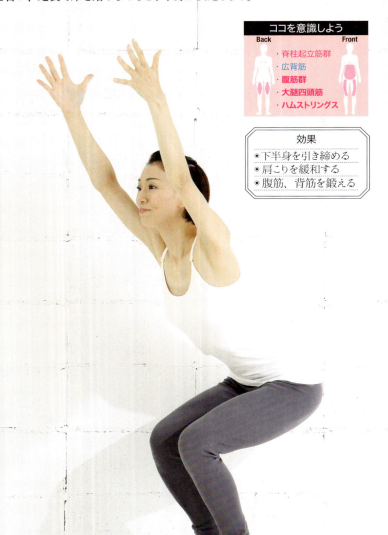

ココを意識しよう
Back / Front
- 脊柱起立筋群
- 広背筋
- 腹筋群
- 大腿四頭筋
- ハムストリングス

効果
- 下半身を引き締める
- 肩こりを緩和する
- 腹筋、背筋を鍛える

立位

1 両ひざを曲げて腰を下ろす

山のポーズ（P.22）で立ち、両手を腰に当てる。両もものつけ根を後ろに引きながらひざを曲げる。ひざがつま先よりも大きく前に出ないよう注意する。

両もものつけ根を後ろへ引く

両足をそろえる

背骨を伸ばす

尾骨を下ろす

2 両手を上げて背中をまっすぐに

さらに腰を下ろしながら、両手を頭上へ伸ばす。尾骨を下ろし、下腹部を引き締める。

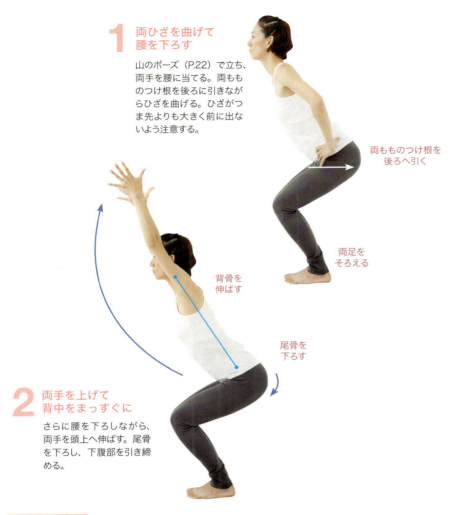

Challenge

32 ねじったポーズ
パリヴリッタ・ウトゥカタ・アーサナ

2 から合掌し、上体を左へねじって右ひじを左ひざの外側にのせる。胸を親指に近づけるようにして上体を引き上げる。

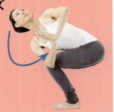

POINT

両もものつけ根を後ろに引く

腰を真下に下ろすだけでは、ひざに負担がかかる。両もものつけ根を後ろに引くことを忘れずに。

股関節が動いていない

NG

41

三角のポーズ

Utthita Trikonasana 33

ウッティタ・トゥリコーナ・アーサナ

Level ★★

ヨガの代表的なポーズとして有名な『三角のポーズ』。太ももの裏側にあるハムストリングスという長い筋肉を伸ばし、股関節の柔軟性を高めます。わき腹にある腹斜筋群が強化されるので、ウエストの引き締めに効果的です。

ココを意識しよう
Back / Front
- 僧帽筋
- 大胸筋
- **腹筋群**
- 大腿四頭筋
- ハムストリングス

効果
- もも裏を柔軟にする
- ウエストを引き締める
- 背中や肩のこりを緩和する

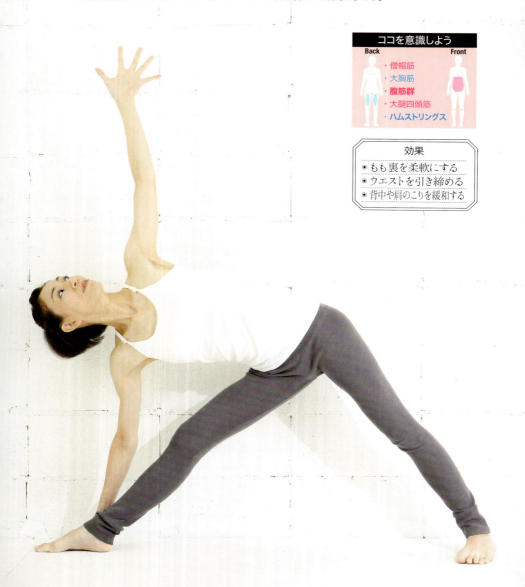

立位

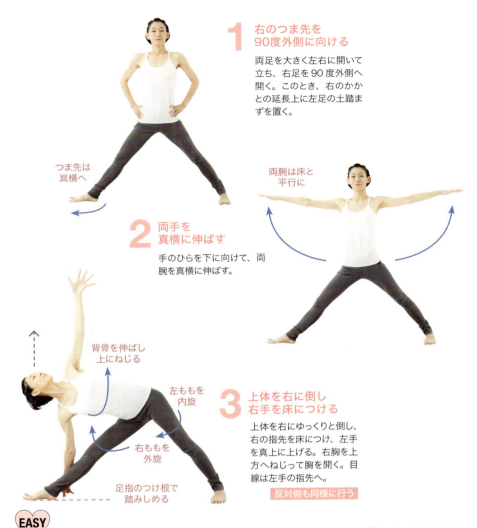

1 右のつま先を 90度外側に向ける

両足を大きく左右に開いて立ち、右足を90度外側へ開く。このとき、右のかかとの延長上に左足の土踏まずを置く。

つま先は真横へ

両腕は床と平行に

2 両手を真横に伸ばす

手のひらを下に向けて、両腕を真横に伸ばす。

背骨を伸ばし上にねじる

左ももを内旋

右ももを外旋

足指のつけ根で踏みしめる

3 上体を右に倒し 右手を床につける

上体を右にゆっくりと倒し、右の指先を床につけ、左手を真上に上げる。右胸を上方へねじって胸を開く。目線は左手の指先へ。

反対側も同様に行う

EASY 手はすねに置いてもOK！

上体を横に倒したときに、床に指先をつけられないときは、すねに手を置いてもよい。

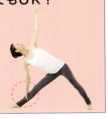

POINT 上体を前傾させない

3のポーズでは、上体が前傾したり、背中が丸くならないよう、背中を後ろへ引く。

NG

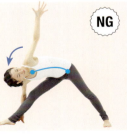

Prasarita Padottanasana 34

開脚した前屈のポーズ

プラサーリタ・パードッターナ・アーサナ

Level ★★

このポーズでは、ひざ頭をしっかりと上に引き上げることで神経が刺激され、太ももの裏側の筋肉が伸びやすくなります。足を開くほど足裏の重心が外にいきやすいので足裏の4点（P.9）を意識して行いましょう。

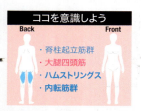

ココを意識しよう
Back　Front
・脊柱起立筋群
・大腿四頭筋
・ハムストリングス
・内転筋群

効果
● 下半身を引き締める
● 消化機能を高める
● 血行促進

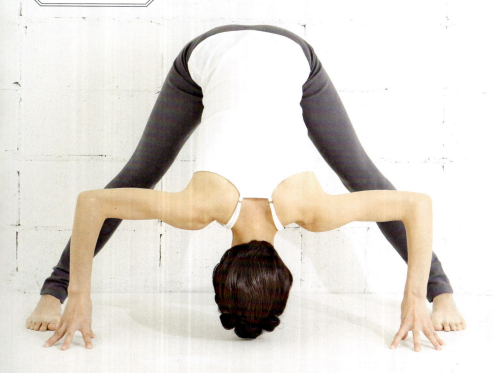

立位

1 両足を大きく開き 両手を腰に当てる

両足を大きく左右に開いて立ち、両手を腰に当てる。骨盤は正面に向ける。

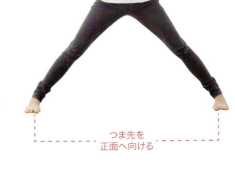

つま先を正面へ向ける

2 上体を前に倒し 指先を床につける

足裏でしっかりと床を踏みながら上体をゆっくり前に倒し、指先を床につける。さらに両ひじを横に開き、頭頂部を床に近づける。

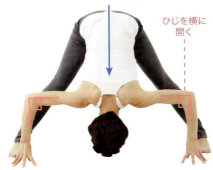

背骨を長く

ひじを横に開く

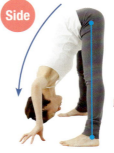

Side

脚は床に対して垂直に保つ

Variation

36 開脚した前屈のポーズ（手を後ろで組む）
プラサーリタ・パードッターナ・アーサナ（手を後ろで組む）

1から両手を後ろで組み、足裏でしっかりと床を踏みながら上体を前に倒す。さらに両腕を腰から離しながら前屈を深める。

35 開脚した前屈のポーズ（手足が一直線上）
プラサーリタ・パードッターナ・アーサナ（手足が一直線上）

1からゆっくりと上体を前に倒し、両手を左右の足の間に置く。両ひじを後方へ曲げてさらに前屈し、頭頂部を床に近づける。

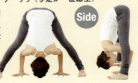

Side

45

ローランジ

Low Lunge 37

ローランジ

Level ★★

脚がむくんだりしているときにおすすめなのが『ローランジ』。このポーズでは、前脚のほうの下半身の筋肉を強化することができます。下半身の血液やリンパの流れがよくなるので、脚の疲れがとれ、むくみが緩和されます。

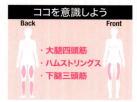

ココを意識しよう
- 大腿四頭筋
- ハムストリングス
- 下腿三頭筋

効果
- 股関節を柔軟にする
- 脚を引き締める
- 脚のむくみを緩和する

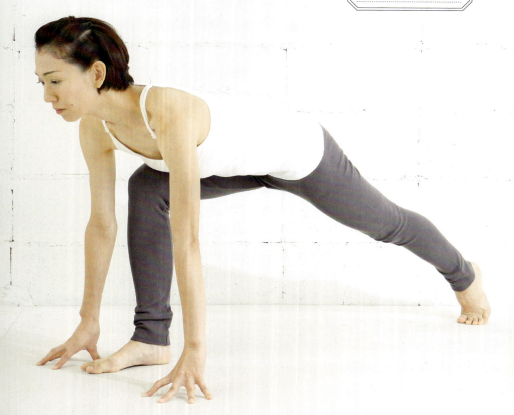

46

立位

1 上体を前に倒して指先を床につける

山のポーズ（P.22）で立ち、上体を前に倒して両手の指先を床につける。足裏で床を踏みしめながら指先で床を押し、背骨を長く伸ばす。

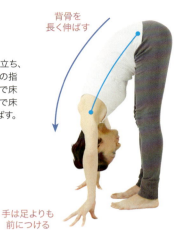

背骨を長く伸ばす

手は足よりも前につける

2 左足を大きく引き体を前後に伸ばす

右ひざを曲げながら左足を大きく後ろに引いてつま先を床につける。頭頂部を前方へ、左のかかとを後方へ押し出すようにして体を前後に伸ばす。

反対側も同様に行う

骨盤から前後に伸ばす

ひざはかかとの真上に

肩の真下に手をつく

かかとを後方へ押し出す

POINT
後ろ脚のもも裏を引き上げる

後ろの脚は、ももを内側に回しながら引き上げ、かかとを押し出す。そうすることで、脚全体の筋肉を強化できる。

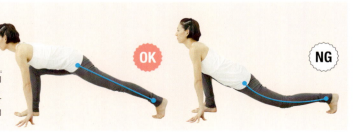

OK　NG

Parivrtta Trikonasana 38

ねじった三角のポーズ

パリヴリッタ・トゥリコーナ・アーサナ

Level ★★★

このポーズは、ハムストリングスを強く伸ばしながらねじりを深めます。前脚のひざをロック（過伸展）しないよう注意して。下ろした手が床につかない場合はブロックを活用してもOK。

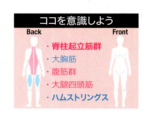

ココを意識しよう

Back　Front

- 脊柱起立筋群
- 大胸筋
- 腹筋群
- 大腿四頭筋
- ハムストリングス

効果
- ウエストを引き締める
- 内臓の機能を高める
- 下半身を強くする

立位

1 右足を後ろに引き足先を外側に向ける

山のポーズ（P.22）で立ち、右足を大きく後ろに引いて両手を腰に当てる。右のつま先を45度外側に向け、ももを内側に回して骨盤を正面に向ける。

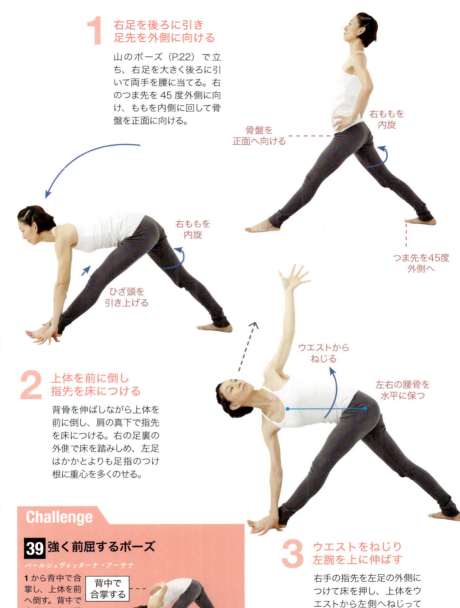

骨盤を正面へ向ける
右ももを内旋
つま先を45度外側へ

右ももを内旋
ひざ頭を引き上げる

2 上体を前に倒し指先を床につける

背骨を伸ばしながら上体を前に倒し、肩の真下で指先を床につける。右の足裏の外側で床を踏みしめ、左足はかかとよりも足指のつけ根に重心を多くのせる。

ウエストからねじる
左右の腰骨を水平に保つ

3 ウエストをねじり左腕を上に伸ばす

右手の指先を左足の外側につけて床を押し、上体をウエストから左側へねじって左腕を上に伸ばす。

反対側も同様に行う

Challenge
39 強く前屈するポーズ
パールシュヴォッターナ・アーサナ

1から背中で合掌し、上体を前へ倒す。背中で合掌できない場合は、片方の手首をつかむだけでもOK。

背中で合掌する

ハイランジ（合掌ねじり）

High Lunge 40

ハイランジ（合掌ねじり）　　　　Level ★★★

ココを意識しよう

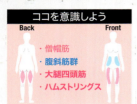

Back　　　　Front

- 僧帽筋
- 腹斜筋群
- 大腿四頭筋
- ハムストリングス

効果

- 脚、二の腕を引き締める
- 内臓の機能を高める
- 下半身を強くする

足を前に踏み込む体勢から合掌してウエストをねじるポーズ。下の腕で太ももを押しながらねじることで僧帽筋を強化。グラつく場合は、前後の脚を中心へ寄せ合うと重心が安定します。

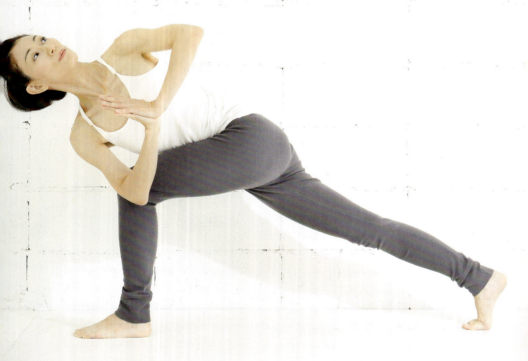

立位

1 左足を前に出しかかとをひざの下へ

両手、両ひざを床につける。両手の間に左足を踏み込み、かかとをひざの真下に置く。

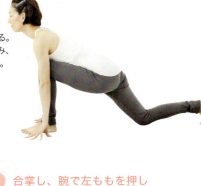

手のひらで押し合い上半身を引き上げる

2 合掌し、腕で左ももを押し上体をねじる

右の上腕を左ももの上に置き、合掌する。右腕で左ももを押しながら上体を左側へねじる。両手を押し合いながら、上体を引き上げていく。

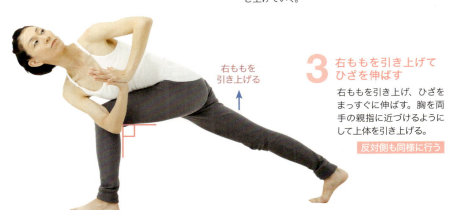

右ももを引き上げる

3 右ももを引き上げてひざを伸ばす

右ももを引き上げ、ひざをまっすぐに伸ばす。胸を両手の親指に近づけるようにして上体を引き上げる。

反対側も同様に行う

Challenge

41 ねじって体側を伸ばすポーズ
パリヴリッタ・パールシュヴァコーナ・アーサナ

3から左足の外側に右手をつき、左手を頭の先へ体側の延長上に伸ばしていく。

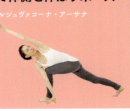

POINT

上体を引き上げる

3のポーズでは、上体を沈めないようにすること。胸の中心を親指に近づけるようにして上体を引き上げていくのがポイント。

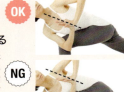
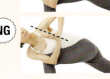

51

手を後ろで組んだ体側を伸ばすポーズ

Baddha Parsvakonasana **42**

バッダ・パールシュヴァコーナ・アーサナ　　Level ★★★

『体側を伸ばすポーズ』(P.38) のバリエーションです。このポーズでは、ねじりを深めるほど上の大胸筋が伸ばされ、胸が開いていきます。手を組むことがむずかしい場合は、ストラップを使って。

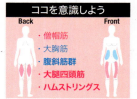

ココを意識しよう
- 僧帽筋
- 大胸筋
- 腹斜筋群
- 大腿四頭筋
- ハムストリングス

効果
- 下半身を引き締める
- 股関節を柔軟にする
- 背中や肩のこりを緩和する

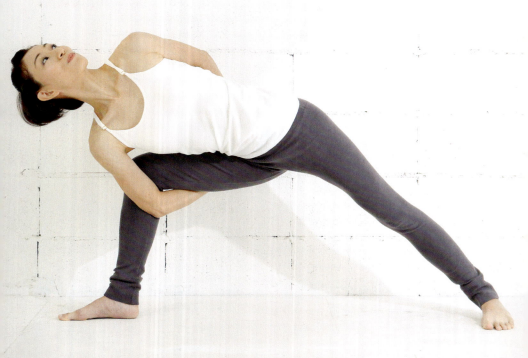

52

立位

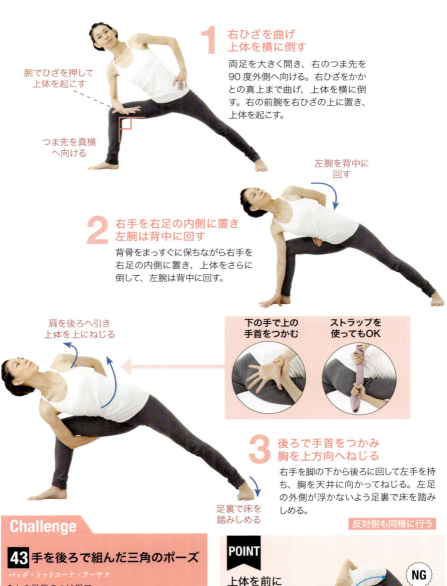

1 右ひざを曲げ上体を横に倒す

両足を大きく開き、右のつま先を90度外側へ向ける。右ひざをかかとの真上まで曲げ、上体を横に倒す。右の前腕を右ひざの上に置き、上体を起こす。

腕でひざを押して上体を起こす

つま先を真横へ向ける

2 右手を右足の内側に置き左腕は背中に回す

背骨をまっすぐに保ちながら右手を右足の内側に置き、上体をさらに倒して、左腕は背中に回す。

左腕を背中に回す

肩を後ろへ引き上体を上にねじる

下の手で上の手首をつかむ　　ストラップを使ってもOK

3 後ろで手首をつかみ胸を上方向へねじる

右手を脚の下から後ろに回して左手を持ち、胸を天井に向かってねじる。左足の外側が浮かないよう足裏で床を踏みしめる。

足裏で床を踏みしめる

反対側も同様に行う

Challenge

43 手を後ろで組んだ三角のポーズ
バッダ・トゥリコーナ・アーサナ

3から足指のつけ根で床を踏みしめながら右ひざを伸ばす。右ももを外旋し、背骨を足先に向かって伸ばし、上体を後方へもたれるようにする。

POINT
上体を前に倒さない

3では上体が前に倒れないよう注意。左の肩を後ろに引き、下側の胸を天井へ向けるようにねじって。

NG

53

手を後ろで組んだねじって体側を伸ばすポーズ（ヒールアップ）

Baddha Parivrtta Parsvakonasana 44

バッダ・パリヴリッタ・パールシュヴァコーナ・アーサナ（ヒールアップ）　Level ★★★★

『手を後ろで組んだ体側を伸ばすポーズ』（P.52）にねじりを加え、かかとを上げるバージョン。脚力を強化しながらバランスをとり、深くねじるポーズです。まずは、ストラップを使って練習し、慣れたらストラップを使わずに挑戦してみましょう。

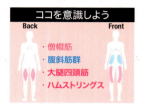

ココを意識しよう
Back　　Front
・僧帽筋
・腹斜筋群
・大腿四頭筋
・ハムストリングス

効果
- 下半身を引き締める
- ウエストを引き締める
- 背中や肩のこりを緩和する

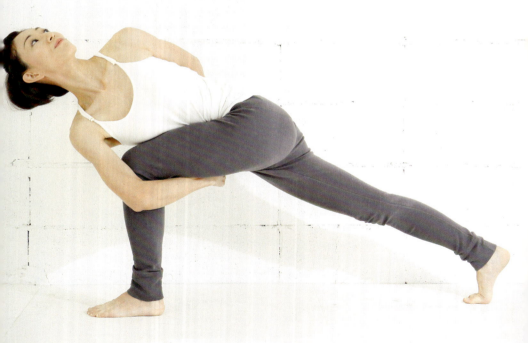

立位

1 右ひじを左ひざへかけて上体を左へねじる

両手、両ひざを床につけ、左足を前に出してひざの真下にかかとを置く。上体を起こし、右ひじを左のひざにのせる。右腕で左ひざを押しながら胸を引き上げる。

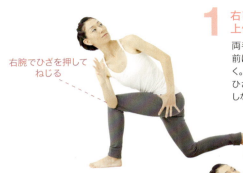

右腕でひざを押してねじる

2 右腕を脚の下から後ろへ回し左腕を背中に回す

右腕を内側に回しながら脚の下にくぐらせて後ろに回す。左腕も内側に回しながら背中に回し、右手で左手をつかむ。

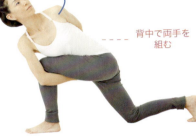

肩を後ろへ引く
背中で両手を組む

下の手で上の手首をつかむ / ストラップを使ってもOK

3 右ももを持ち上げてかかとを後方へ押し出す

右ももを持ち上げてひざを伸ばし、かかとを後方へ押し出す。胸を天井へ向けてねじり、前後に伸びる。

反対側も同様に行う

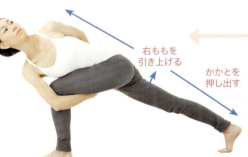

右ももを引き上げる / かかとを押し出す

Challenge

46 手を後ろで組んだねじって体側を伸ばすポーズ
バッダ・パリヴリッタ・パールシュヴァコーナ・アーサナ

3から後ろ足のかかとを床につけ、前脚側の坐骨を後ろ足のかかとに向ける。

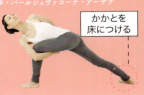

かかとを床につける

45 手を後ろで組んだねじった三角のポーズ
バッダ・パリヴリッタ・トゥリコーナ・アーサナ

3から前のひざをゆっくり伸ばす。左右の足裏で床を踏みしめる。

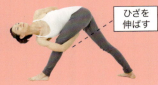

ひざを伸ばす

| Vrksasana | **47** |

木のポーズ

ヴリクシャ・アーサナ

Level ★★

腕を頭上に向かって元気に伸ばす
ほど、広背筋が伸びていくポーズ。
バランス系のアーサナは、体幹（腹
筋群）の安定がグラつかない秘訣
です。両腕を伸ばす完成ポーズで
体がグラつく人は、手を合掌した
状態でキープしてもOK。

ココを意識しよう

Back　　　　　Front

・広背筋
・腹筋群（体幹）
・臀筋群
・大腿四頭筋
・ハムストリングス

効果

◉ 下半身を引き締める
◉ バランス感覚の向上
◉ 集中力を高める

立位バランス

1 左足に重心を移し右足裏を内ももに当てる

両足をそろえて立った姿勢から、両手を腰に当てる。左足に重心を移し、右手で右足をつかんで足裏を左もも内側に当て、足裏と内ももで押し合う。

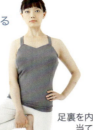

足裏を内ももに当てる

2 胸の前で合掌し右ひざを外側に向ける

胸の前で両手を合わせ、右ひざを外側に向けて斜め下に押し出す。左の足裏で床を踏みしめて胸を引き上げ、体を上下に伸ばす。

ひざを斜め下に押し出す

足裏と内ももで押し合う

骨盤から上下に伸びる

3 体を安定させ両手を頭上へ伸ばす

下腹部に力を入れて体を安定させながら、両手を頭上へ伸ばす。

下腹部に力を入れ体を安定させる

反対側も同様に行う

Challenge

48 半蓮華座の前屈のポーズ
アルダ・バッダ・パドモッターナ・アーサナ

2から右足の甲を左もものつけ根に当てる。右足の指先を左ももに向かって押しながら前屈する。

Side

POINT 軸足のももの内側で足裏を押す

2で骨盤が外側に押し出されないよう注意。足裏と内ももの力を拮抗させて押し合うとお尻の筋肉を強化できる。

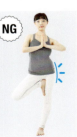
NG

Garudasana 49

鷲のポーズ

ガルダ・アーサナ

Level ★★

両腕と両脚を絡めて片脚でバランスをとるポーズ。脚全体の筋肉がバランスよく使われるので、脚やせ効果が期待できます。また、肩甲骨まわりや背中の筋肉がストレッチされるので、それらのこりも改善します。

ココを意識しよう

Back　Front
- 僧帽筋
- 広背筋
- 大腿四頭筋
- ハムストリングス

効果
- 肩や背中のこりを緩和する
- 脚を引き締める
- 集中力を高める

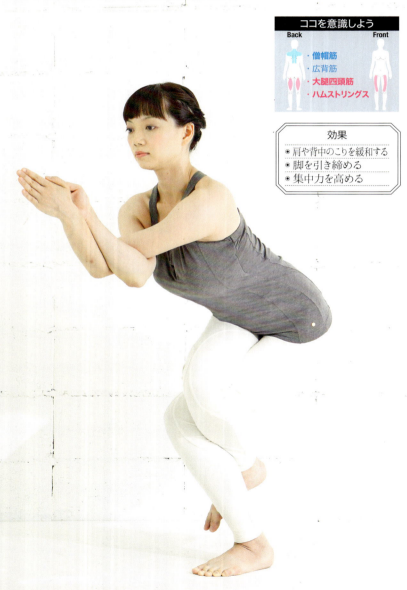

58

立位バランス

1 両足をそろえて ひざを軽く曲げる

両足をそろえて立ち、両手を腰に当てる。両ももののつけ根を後ろに引きながら、両ひざを軽く曲げる。

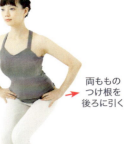

両もものつけ根を後ろに引く

両ひざを軽く曲げる

2 左脚に重心を移動し 右脚を絡ませる

左足に重心を移し、右脚を左脚へ絡ませる。つま先をふくらはぎにかけ、脚を力強く絡める。

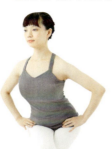

つま先を強く絡める

3 両腕を前方に伸ばし クロスさせる

下半身を安定させたまま、両腕を前方に伸ばし、左腕を上にしてクロスさせる。

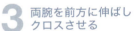

両腕を深くクロスする

両腕を顔から離す

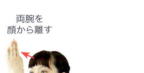

両もものつけ根を後ろへ引く

4 前腕を立てて 手のひらを合わせる

両ひじを曲げて左右の腕を絡ませ、手のひらを合わせる。背骨を長く伸ばし、両もものつけ根を後ろに引いてひざを軽く曲げる。

反対側も同様に行う

EASY
両手の甲を合わせてもよい

両手は、手の甲を合わせるだけでもOK。脚が絡みにくい人はブロックなどの上に足を置くとバランスがとりやすくなる。

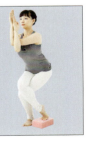

49 鷲のポーズ

Ardha Chandrasana

半月のポーズ

アルダ・チャンドラ・アーサナ

Level ★★★

軸足を強化すると同時に、軸足のハムストリングスや内転筋群を伸ばすポーズです。軸足で体を支えながら、後ろへ伸ばした脚の筋肉も働かせ、バランスがとれるところを見つけていきましょう。

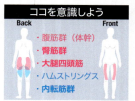

ココを意識しよう
- 腹筋群（体幹）
- 臀筋群
- 大腿四頭筋
- ハムストリングス
- 内転筋群

効果
- 下半身を引き締める
- 集中力を高める
- 姿勢を整える

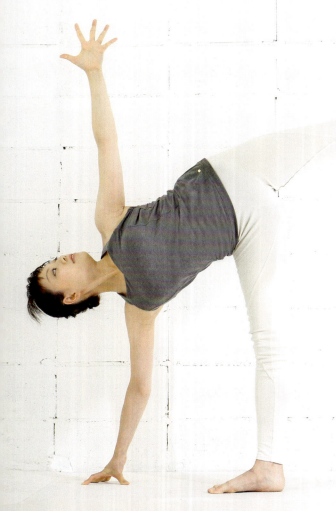

立位バランス

1 三角のポーズになる

三角のポーズ(P.42)になる。

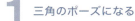

2 右のつま先の斜め前へ右手をつく

左手を腰に当てて目線を下に向け、右足に重心を移しながらひざを曲げる。右のつま先から40〜50cmほど斜め右前の床に右手の指先を置く。

右足に重心を移動する

右足の40〜50cm(体側の長さ分)斜め前へ手をつく

3 床と平行に左脚を上げる

右手の指先と右足で床を押し、左脚を床と水平に上げる。頭頂部を前方へ、かかとを後方へ伸ばすようにして体を前後に伸ばす。

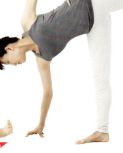

かかとを押し出す

4 左手を上に上げ胸を開く

左腕を上へ伸ばして胸を開く。目線は左の指先に向ける。

反対側も同様に行う

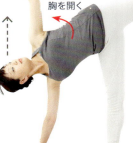

胸を開く

後ろ脚全体に力を入れる

Challenge

51 半月の弓のポーズ
アルダ・チャンドラ・チャパ・アーサナ

4から上の脚のひざを後方へ曲げ、左手で足の甲をつかむ。足の甲で手を後ろへ引く。

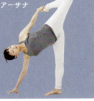

61

英雄のポーズⅢ

Virabhadrasana Ⅲ 52

ヴィーラバドラ・アーサナⅢ

Level ★★★

T字バランスとも呼ばれるポーズ。腹筋群（体幹）と軸足側の臀筋群を意識して使うことが、バランスをとるコツです。下半身が引き締まり、姿勢をよくする効果が期待できます。

ココを意識しよう

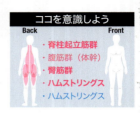

Back
- 脊柱起立筋群
- 腹筋群（体幹）
- 臀筋群
- ハムストリングス

Front
- ハムストリングス

効果
- 下半身を引き締める
- 姿勢を整える
- 集中力を高める

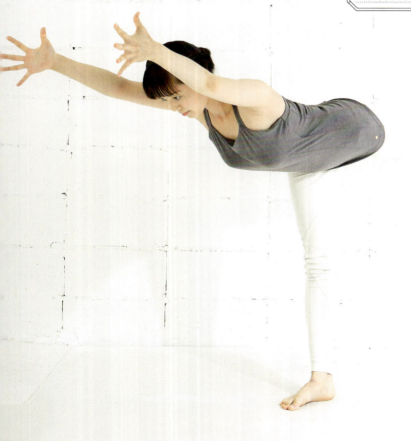

立位バランス

1 両ひざを軽く曲げ腰を下ろす

山のポーズ（P.22）で立ち、両手を腰に当てる。両もものつけ根を後ろへ引きながら両ひざを軽く曲げる。

両もものつけ根を後ろに引く

2 上体を前へ倒し左脚を後ろへ上げる

上体を前に倒し、右足へ重心を移動し、左脚に力を入れたまま後方へ上げる。

3 上体と左脚を床と平行にする

右足で床を踏みしめながら、左脚を床と平行に上げ、かかとを後方へ押し出す。上体も床と平行になるように前傾させる。

かかとを後方へ押し出す

足裏4点で踏みしめる

4 両手を前方へ伸ばし体を前後に伸ばす

両腕を力強く前へ伸ばす

両腕を前に伸ばし、頭頂部を前方へ、かかとを後方へ伸ばすようにして体を前後に伸ばす。右足は床を踏みしめてバランスをとる。

かかとを押す

足裏で床を踏みしめる

反対側も同様に行う

Variation
53 英雄のポーズⅢ（鷲のポーズの腕）

ヴィーラバドラ・アーサナⅢ（鷲のポーズの腕）

3から左腕を上にして両腕をクロスし、腕を絡ませる。可能であれば手のひらを合わせる。

Urdhva Prasarita Ekapadasana

片脚を上げた前屈のポーズ

ウールドヴァ・プラサーリタ・エーカパーダ・アーサナ

Level ★★★

54

片脚立ちで前屈し、もう一方の脚を高く上げるポーズ。軸足の臀筋群とハムストリングスが強化されると同時にストレッチされます。頭頂部を下げるので、全身の血流や下半身のリンパの流れもよくなります。

ココを意識しよう

Back　Front

・臀筋群
・大腿四頭筋
・ハムストリングス
・ハムストリングス

効果

● 下半身を引き締める
● 脚のむくみを緩和する
● 集中力を高める

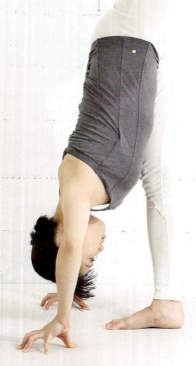

立位バランス

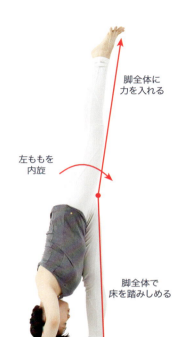

脚全体に
力を入れる

左ももを
内旋

背骨を
長く伸ばす

脚全体で
床を踏みしめる

3 左脚をできるだけ
高く上げる

左ももを内側に回して安定
させながら左脚を上げてい
く。右足は床を踏みしめ、
左脚はできるだけ高く上へ
伸ばす。目線は後方へ。

反対側も同様に行う

2 上体を前に倒し
指先を床につける

上体を前に倒し、両手の指
先を床につけ、背骨を長く
伸ばす。

1 両足を
腰幅に開いて立つ

山のポーズ（P.22）で立つ。

POINT
**ももは
内側に回す**

ももが外側に開くと
伸びるべき筋肉が伸
ばせない。脚を上げ
るときはももを内側
に回すこと。

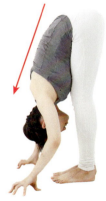

65

踊るシヴァ神のポーズ（簡易版）

Natarajasana 55

ナタラージャ・アーサナ

Level ★★★

軸足側の臀筋群を強化しながら、股関節を柔軟にするポーズ。シヴァ神は、ヨガや踊りを伝えたとされるインドの神様です。宇宙はシヴァ神のダンスによって支えられていると言われています。

ココを意識しよう

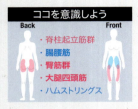

Back
- 脊柱起立筋群
- 腸腰筋
- 臀筋群
- 大腿四頭筋
- ハムストリングス

Front

効果
- 下半身を引き締める
- 集中力アップ
- 姿勢を整える

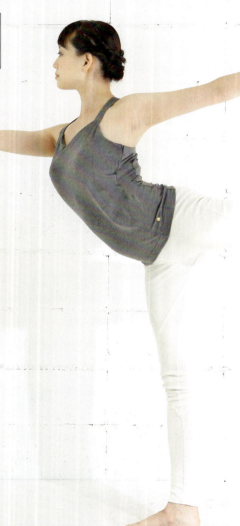

66

立位バランス

1 左脚を後方へ曲げ 左手で足先をつかむ

足をそろえて立ち、右手を腰に当てる。右足に重心を移動させて左ひざを曲げ、左手で足の甲をつかむ。左のかかとを左の坐骨に近づけ、ももの前側を伸ばす。

- 尾骨を下ろす
- 足を後ろに引きながら上体を前へ倒す
- 足の甲をつかむ

2 左足を後ろに引き 上体を前傾させる

右の足裏で床を踏みしめ、左足を後ろに引き上げながら上体を前に倒していく。

3 左足を引き上げ 右手を前方へ伸ばす

左足の甲で左手を後ろに引きながら、右腕を前方へ伸ばす。左ももは内側に回し、ひざを下に向ける。

- 腕を前方へ伸ばす
- 足の甲で手を後ろへ引く
- 左胸を前へ 右肩を後ろへ
- 左ももを内旋

反対側も同様に行う

Challenge

57 踊るシヴァ神のポーズ（頭上から両手で足を持つ）
ナタラージャ・アーサナ（頭上から両手で足を持つ）

2で左のつま先をつかみ、左ひじを前へ向けながら上腕を外に回す。右腕を上から後ろへ曲げて左腕をつかみ、左腕をたどりながら左足をつかむ。

56 踊るシヴァ神のポーズ（ストラップ）
ナタラージャ・アーサナ（ストラップ）

2でストラップを左足首の甲にかけて両手で持つ。両腕を外に回し、左足を後ろに引く力で両腕を後へ引く。

Parivrtta Ardha Chandrasana

ねじった半月のポーズ

パリヴリッタ・アルダ・チャンドラ・アーサナ

Level ★★★★

『半月のポーズ』(P.60) にねじりを加えたポーズです。ねじりの要素があることで、半月のポーズよりもレベルがアップ！ 同時に全身の筋肉が活性化します。

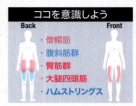

ココを意識しよう

Back / Front
- 僧帽筋
- 腹斜筋群
- 臀筋群
- 大腿四頭筋
- ハムストリングス

効果
- 下半身とウエストを引き締める
- 内臓機能を高める
- 集中力を高める

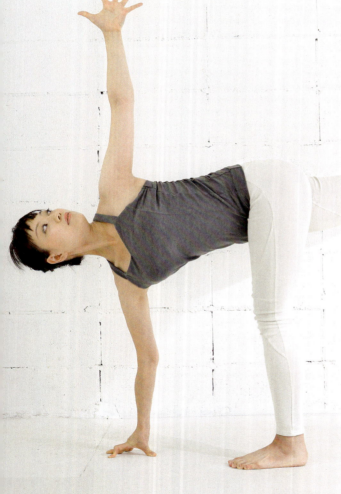

立位バランス

1 両手を床に下ろし前を見る

山のポーズ（P.22）で立ち、太もものつけ根から上体を前に倒して前屈する。指先を床につけ、上体を少し起こして背骨を長く伸ばして、前を見る。

2 左足に重心を移し右足を後方へ上げる

左足に重心を移動させ、右足を後方へ上げる。このとき骨盤が開かないよう、右ももを内側に回しながら足を上げていく。

右ももを内旋

かかとを後ろへ押し出す

骨盤は床と平行

右胸を上に向ける

3 骨盤を安定させたまま上体を左へねじる

左手を腰に当て、骨盤を安定させたまま、上体を左側へねじる。右足はかかとを後方へ押し出す。

腕を上へ伸ばす

前後に長く伸びる

4 左手を上げて目線を指先に向ける

左手を上へ伸ばし、目線を左の指先に向ける。頭頂部を前方へ、かかとを後方へ押し出すようにして体を前後に伸ばす。

反対側も同様に行う

Variation

59 ねじった半月の弓のポーズ

パリヴリッタ・アルダ・チャンドラ・チャパ・アーサナ

4から右ひざを曲げ、左手で足の甲をつかむ。足の甲で手を引く。

58 ねじった半月のポーズ　59 ねじった半月の弓のポーズ

69

ねじって手で足をつかむポーズ

Parivrtta Hasta Padangusthasana

60

パリヴリッタ・ハスタ・パーダーングシュタ・アーサナ

Level ★★★★

片脚で立ち、上げた足を反対側の手でつかむポーズです。この
ポーズは、背骨を伸ばしつつ、上半身をねじるので、姿勢を整え
る、内臓機能を高めるといった効果があります。

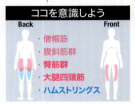

ココを意識しよう
Back　　　　　Front
・僧帽筋
・腹斜筋群
・臀筋群
・大腿四頭筋
・ハムストリングス

効果
● ウエストを引き締める
● 姿勢を整える
● 下半身を強くする

70

立位バランス

1 左脚を引き上げ 右手で左足の甲を持つ

山のポーズ（P.22）で立ち、右足に重心を移して左脚を上げる。右手で左足の甲を外側からつかみ、ひざを胸に近づける。

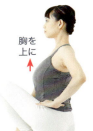

胸を上に

2 左脚を前方へ伸ばし 手と足で押し合う

左脚を前方へ伸ばし、手と足裏で押し合う。軸足の裏で踏みしめ、胸を高く上げる。

足裏を前へ　手は後ろへ

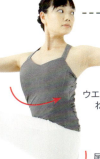

ウエストからねじる

尾骨を下ろす

3 左腕を後方へ開き 上体をねじっていく

左腕を肩の高さで後方へ開きながら、上体をねじっていく。目線は左手の指先へ。

反対側も同様に行う

EASY
ひざを曲げて行う

2で左脚を伸ばしにくい場合に、ひざを曲げて行ってもOK。

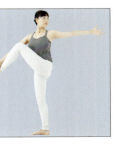

60 ねじって手で足をつかむポーズ

手で足をつかむポーズ（横に開く）

Utthita Hasta Padangusthasana

ウッティタ・ハスタ・パーダーングシュタ・アーサナ（横に開く）　Level ★★★★

片脚で立ち、もう一方の脚を上げて横に開くポーズ。体を上下に伸ばす感覚をつかんで、うまくバランスをとりながら、股関節の柔軟性を高めていきましょう。

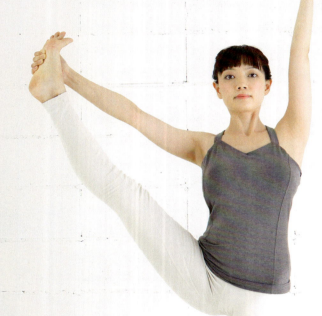

ココを意識しよう
Back　Front
・腹筋群（体幹）
・臀筋群
・大腿四頭筋
・ハムストリングス
・内転筋群

効果
・下半身を引き締める
・バランス感覚の向上
・集中力を高める

立位バランス

1 右脚を引き上げ 右手で右足の甲を持つ

山のポーズ（P.22）で立ち、左足に重心を移して右脚を上げる。右手で右足の甲を外側からつかみ、ひざを胸に近づける。

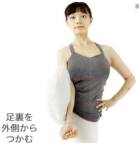

足裏を外側からつかむ

2 右脚を前方へ伸ばし 手と足で押し合う

右脚を前方へ伸ばし、手と足裏で押し合う。

手と足裏で押し合う

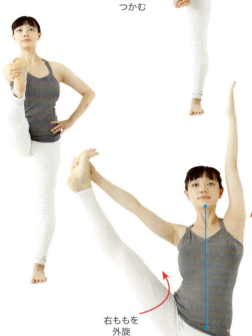

胸を上に

右ももを外旋

Challenge

62 立った歩幅のポーズ
ウッティタ・トゥリヴィクラマ・アーサナ

3から、右足を両手でつかみ、さらに頭のほうへ引き寄せる。

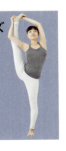

3 右脚を横に開き 左手を頭上に上げる

骨盤を安定させたまま、右脚を横に開いて左腕を頭上に伸ばす。上体は頭頂部へ伸ばし、左脚は下に伸ばして足裏で床を踏みしめる。

足裏で床を踏みしめる

反対側も同様に行う

極楽鳥のポーズ

Svarga Dvijasana 63

スヴァルガ・ドゥヴィジャ・アーサナ

Level ★★★☆

柔軟性とバランス力の両方を必要とする上級者向けのポーズです。上に伸ばすほうの脚は、できる範囲の高さに上げればOK。猫背にならないよう、背骨を伸ばして胸を開くことを意識しましょう。

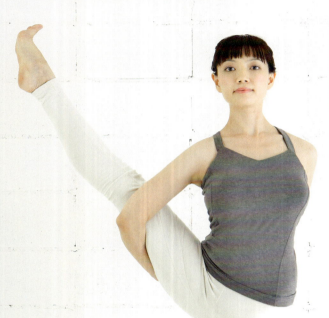

ココを意識しよう

Back / Front

- 腹筋群（体幹）
- 臀筋群
- 大腿四頭筋
- ハムストリングス
- 内転筋群

効果

- 股関節の柔軟性を高める
- バランス感覚の向上
- 姿勢を整える

立位バランス

1 右腕を脚の後ろから回して左手首を持つ

山のポーズ（P.22）で立ち、上体を前に倒す。左腕を背中に回し、右腕は右脚の後ろから背中に回して左の手首を持つ。

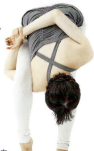

右腕を右脚の後ろから回して手首をつかむ

2 左足に重心を移し上体を起こす

左足に重心を移動させて足裏で床を踏みしめ、ゆっくりと上体を起こしていく。

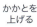

かかとを上げる

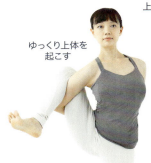

ゆっくり上体を起こす

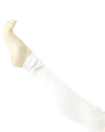

右ももを外旋し脚を伸ばす

背骨を伸ばす

3 右ももを外側へ回しながら右ひざを伸ばす

背骨を長く伸ばし、左の足裏で床を踏みしめる。右ももを外側へ回しながら右ひざを伸ばしていく。

反対側も同様に行う

軸足で床を踏みしめる

Variation

64 片脚立ちの花輪のポーズ
エーカ・パーダ・マーラー・アーサナ

山のポーズ（P.22）で立ち、右ひざを曲げて胸のほうに持ち上げ、両腕で抱える。右腕を右ひざの外側から回し、後ろに回した左手をつかむ。

75

三日月のポーズ

Anjaneyasana　65

アンジャネーヤ・アーサナ

Level ★★

股関節を前後に開き、両手を頭上に伸ばすポーズ。上体を反らすのではなく、背骨を伸ばすようにして、胸からおなかの前面、太もものつけ根までを気持ちよくストレッチしましょう。

ココを意識しよう

Back
- 広背筋
- 大胸筋
- **腸腰筋**
- 大腿四頭筋
- ハムストリングス

Front

効果

- 股関節を柔軟にする
- 肩関節を柔軟にする
- 脚を引き締める

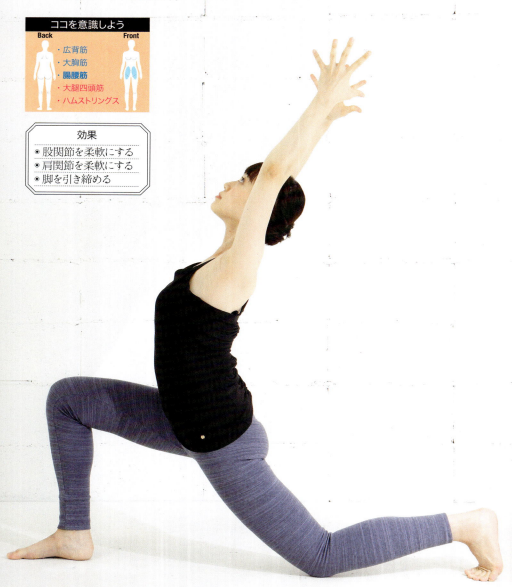

膝位

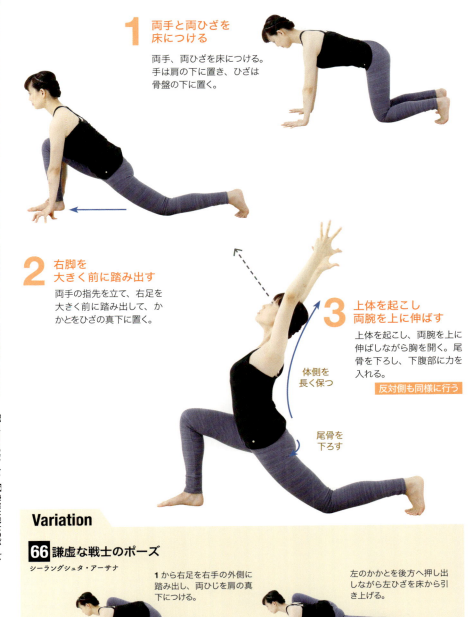

1 両手と両ひざを床につける
両手、両ひざを床につける。手は肩の下に置き、ひざは骨盤の下に置く。

2 右脚を大きく前に踏み出す
両手の指先を立て、右足を大きく前に踏み出して、かかとをひざの真下に置く。

3 上体を起こし両腕を上に伸ばす
上体を起こし、両腕を上に伸ばしながら胸を開く。尾骨を下ろし、下腹部に力を入れる。

体側を長く保つ
尾骨を下ろす
反対側も同様に行う

Variation
66 謙虚な戦士のポーズ
シーラングシュタ・アーサナ

1 1から右足を右手の外側に踏み出し、両ひじを肩の真下につける。

2 左のかかとを後方へ押し出しながら左ひざを床から引き上げる。
ひざを引き上げる

Ardha Hanumanasana

半分の猿神のポーズ

アルダ・ハヌマーン・アーサナ

Level ★★

『猿神のポーズ』(P.170) の簡単バージョン。このポーズでは、前脚のハムストリングスをストレッチすることができます。後ろ脚のひざが床に当たって気になる場合は、ひざの下にブランケットやクッションを敷きましょう。

ココを意識しよう
・脊柱起立筋群
・ハムストリングス

効果
- もも裏を柔軟にする
- 姿勢を整える
- 脚のむくみを緩和する

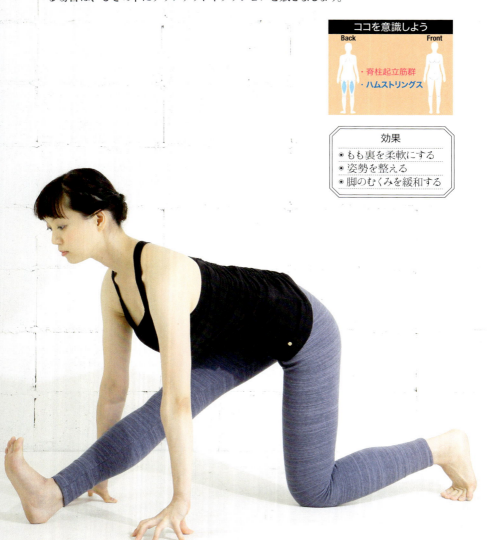

膝位

1 両手と両ひざを床につける
両手、両ひざを床につける。手は肩の下に置き、ひざは骨盤の下に置く。

2 右足を前に踏み出す
両手の指先を立て、右足を大きく前に踏み出す。

3 左のひざとつま先を後方へ少しずらす
左ひざとつま先を後方へ少しずつずらし、右足のかかとから左ひざまでの間隔を少し開ける。

ひざとつま先を後ろへずらす

4 右足を前に出して背骨を長く伸ばす
右脚を前へ伸ばしてつま先を立て、左ひざの上に骨盤がくるところまで腰を後ろに引く。背骨は長く伸ばす。

背骨を長く保つ

かかとで床を押す

反対側も同様に行う

POINT 背中が丸まらないようにする
4では、背骨を長く保つことがポイント。背中が丸まらないように注意する。

NG

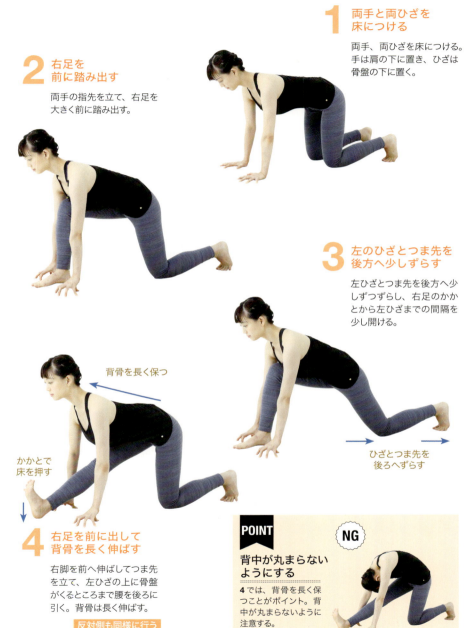

67 半分の猿神のポーズ

| Eka Pada Raja Kapotasana | 68 |

1つ足の鳩王のポーズⅠ（準備・前屈）

エーカ・パーダ・ラージャ・カポタ・アーサナⅠ（前屈）　　Level ★★

股関節を柔軟にして可動域を広げるのに効果的なポーズです。ストレッチされるのは、前脚側の臀筋群と股関節を外旋させるときに働く深層外旋六筋。このポーズは、蓮華座などの姿勢で瞑想を行うための準備としても役立ちます。

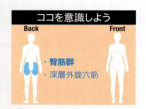

ココを意識しよう
- 臀筋群
- 深層外旋六筋

効果
- 股関節を柔軟にする
- お尻を柔軟にする
- 神経系を鎮める

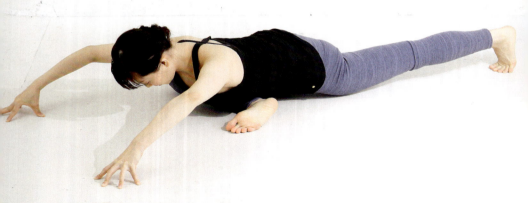

80

膝位

1 両手と両ひざを床につける

両手、両ひざを床につける。手は肩の下に置き、ひざは骨盤の下に置く。

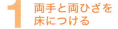

2 右足を前に出しひざを外側に開く

右足を前に出し、ひざを外側に開いて床につける。左脚は後ろへ伸ばす。このとき、骨盤が開かないよう左ももを内側に回しながら伸ばしていく。

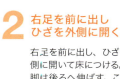

ひざを外側へ開く
つま先を引き上げる
左ももを内旋

3 背骨を伸ばしながら上体を前に倒す

両手を前方に伸ばして背骨を長く保ちながら、上体を前へ倒していく。

反対側も同様に行う

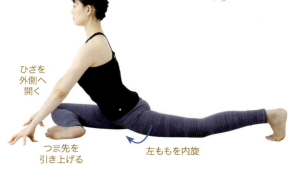

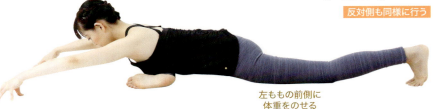

左ももの前側に体重をのせる

Challenge

69 1つ足の鳩王のポーズⅠ（準備・前屈＋ねじり）

エーカ・パーダ・ラージャ・カポタ・アーサナⅠ（前屈＋ねじり）

1 3から、右ひじを床につき、合掌して上体を左側へねじる。ひじで床を押しながら上体を引き上げる。

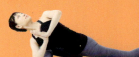

2 いったん上体を元に戻し、今度は右側へねじる。ひじで床を押しながら上体を引き上げる。

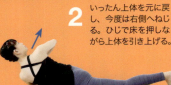

| | Ustrasana | 70 |

らくだのポーズ

ウシュトラ・アーサナ

Level ★★★

上半身を後屈させ、胸を開くポーズ。ポイントは、尾骨を下ろし、下腹を引き締めながら、体側と首を長くするようなイメージで上に伸ばしていくことです。

ココを意識しよう

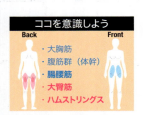

- 大胸筋
- 腹筋群（体幹）
- 腸腰筋
- 大臀筋
- ハムストリングス

効果

- 姿勢を整える
- 下半身を引き締める
- 呼吸機能を高める

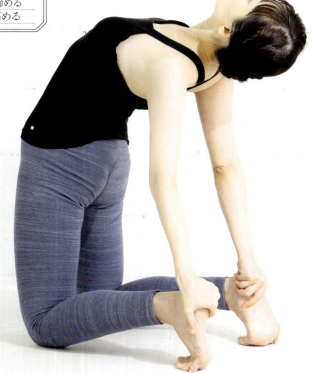

膝位

1 ひざ立ちになり 両足のつま先を立てる

金剛座（P.18）から、ひざ立ちになる。両ひざは腰幅程度に開き、両足のつま先を立てる。

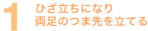

ひざは腰幅

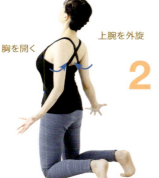

胸を開く　上腕を外旋

2 上腕を外に回し 胸を開く

両腕を外側に回し、肩甲骨を寄せて胸を開く。顔は斜め上へ向ける。

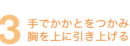

3 手でかかとをつかみ 胸を上に引き上げる

右手で右のかかとを持ち、左手で左のかかとを持つ。胸とおなかを引き上げ、目線を上へ向ける。尾骨を下ろして下腹部を引き締める。

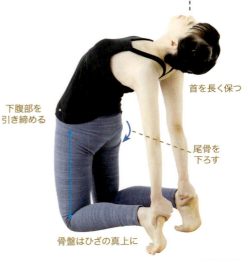

下腹部を引き締める　首を長く保つ　尾骨を下ろす　骨盤はひざの真上に

Challenge

72 らくだのポーズ（片手を伸ばす）
エーカ・ハスタ・ウシュトラ・アーサナ

3から、右手を後方へ伸ばす。下腹部を引き締め、背骨を後ろへ伸ばす。反対側も同様に。

71 らくだのポーズ（片手で足をつかむ）
ウシュトラ・アーサナ＋エーカ・パーダ・ベーカ・アーサナ

3から、左足を上げ、手で足の甲を持ち、かかとを坐骨に近づける。反対側も同様に。

マーメイドのポーズ I

Mermaid I　73

マーメイド I　　　　　　　　　　　　　　Level ★★★★

片ひざを曲げて座り、もう片方の足を腕にかけるポーズ。胸と股関節周辺の筋肉がストレッチされます。腕にかけている足の力に引っ張られて上半身が横に向きがちですが、体は正面に向けましょう。

ココを意識しよう

Back　　　Front
- 僧帽筋
- 脊柱起立筋群
- 大胸筋
- 腹斜筋群
- 腸腰筋

効果
- 股関節を柔軟性にする
- 呼吸機能を高める
- 姿勢を整える

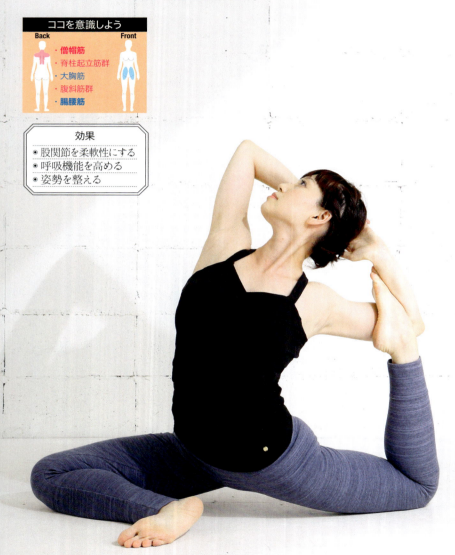

膝位

1 両手と両ひざを床につける

両手、両ひざを床につける。手は肩の下に置き、ひざは骨盤の下に置く。

2 右足を前に踏み込みひざを外側に開く

右足を前に出し、ひざを外側に開いて床につける。左脚は後ろへ伸ばす。骨盤が開かないよう左ももを内側に回しながら伸ばす。

つま先を前方へ向ける
左ももを内旋

3 左ひざを曲げつま先を左ひじにかける

左ひざを曲げ、足の甲をつかんで引き寄せ、左ひじにかける。両脚を寄せ合い、骨盤を引き上げる。

両脚を寄せ合って骨盤を引き上げる

4 右手を後頭部に近づける

右手を後頭部に近づける。上体を左足に近づけていく。

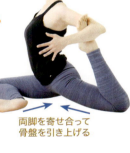

5 両手を後頭部で組み上体を引き上げる

上体を引き上げ、両手を組む。組んだ手のひらと後頭部で押し合いながら上体を右側にねじる。

反対側も同様に行う

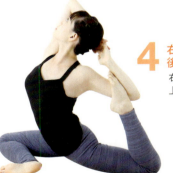

Variation

74 マーメイドのポーズⅡ

マーメイドⅡ

5から右足を前に出し、右ひざを立てた状態になる。左足の甲をひじにかけ、後頭部で両手を組み、上体を右にねじる。

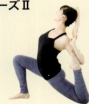

Eka Pada Rajakapotasana I

１つ足の鳩王のポーズⅠ

エーカ・パーダ・ラージャカポタ・アーサナⅠ

Level ★★★★

『マーメイドのポーズⅠ』（P.84）で、腕にかけていた足を頭上から回した手で持つポーズ。後屈が深まり、腹部前面と股関節周辺がストレッチされます。

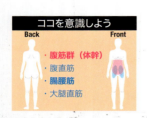

ココを意識しよう
Back　Front
・**腹筋群（体幹）**
・腹直筋
・**腸腰筋**
・大腿直筋

効果
● 姿勢を整える
● 呼吸機能を高める
● 股関節を柔軟にする

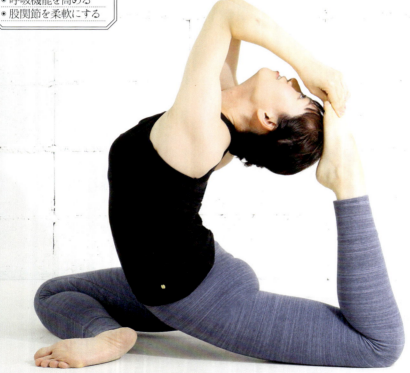

膝位

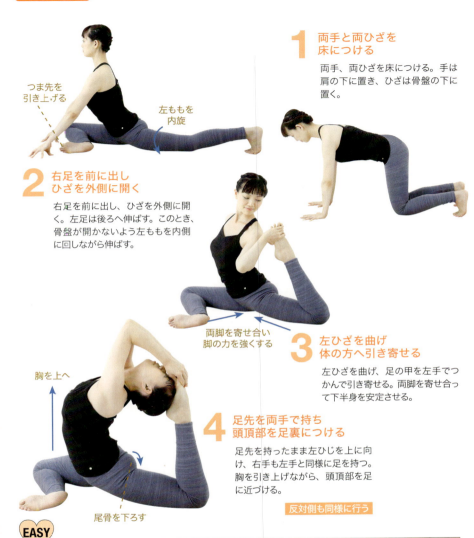

1 両手と両ひざを床につける
両手、両ひざを床につける。手は肩の下に置き、ひざは骨盤の下に置く。

つま先を引き上げる
左ももを内旋

2 右足を前に出しひざを外側に開く
右足を前に出し、ひざを外側に開く。左足は後ろへ伸ばす。このとき、骨盤が開かないよう左ももを内側に回しながら伸ばす。

両脚を寄せ合い脚の力を強くする

3 左ひざを曲げ体の方へ引き寄せる
左ひざを曲げ、足の甲を左手でつかんで引き寄せる。両脚を寄せ合って下半身を安定させる。

胸を上へ

4 足先を両手で持ち頭頂部を足裏につける
足先を持ったまま左ひじを上に向け、右手も左手と同様に足を持つ。胸を引き上げながら、頭頂部を足に近づける。

尾骨を下ろす

反対側も同様に行う

EASY

76 1つ足の鳩王のポーズⅠ（準備・片手を伸ばす）
エーカ・パーダ・ラージャカポタ・アーサナⅠ＋ベーカ・アーサナ

3から足の甲を後ろから押さえ、かかとをお尻に近づける。右手を上に高く伸ばし、胸を引き上げる。

足にストラップをかける
3で左足の甲にストラップをかけ、両手で持つ。手と足で引き合いながら、ストラップを短くたぐり寄せていく。

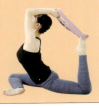

87

1つ足の鳩王のポーズⅡ

Eka Pada Rajakapotasana Ⅱ

77

エーカ・パーダ・ラージャカポタ・アーサナⅡ　　　Level ★★★★★

『1つ足の鳩王のポーズⅠ』(P.86)で床につけていた前脚のひざを立たせるポーズです。腹部前面や股関節周辺の筋肉をストレッチできるのはⅠと同じですが、バランス力と柔軟性がより求められます。

ココを意識しよう

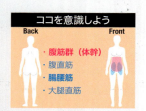

- **腹筋群（体幹）**
- 腹直筋
- **腸腰筋**
- 大腿直筋

効果

- 姿勢を整える
- 呼吸機能を高める
- 脚を引き締める

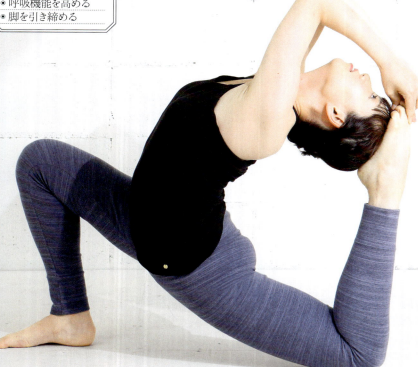

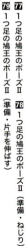

膝位

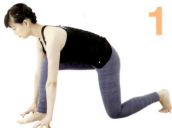

1 両手を床につけ 右足を前に出す

両手、両ひざを床につける。手は肩の下に、ひざは骨盤の下に置く。両手の指先を立て、右足を前に出してひざの真下にかかとを置く。

2 両手を右ももにつけ 上体を起こす

両手を右ももの上に置き、上体を起こす。

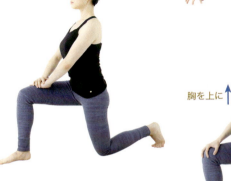

胸を上に↑

3 左ひざを曲げ お尻に寄せる

左ひざを曲げ、左手で足先を持ってかかとをお尻に引き寄せる。下腹部を引き締め、背骨を長く伸ばす。

← かかとを坐骨に近づける

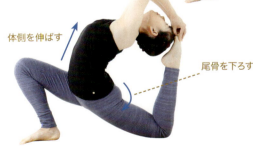

体側を伸ばす

尾骨を下ろす

4 足先を両手で持ち 頭を足に近づける

足先を持ったまま左の上腕を外側に回し、ひじを耳に近づけ、上に向ける。右手も左手と同様に足を持つ。胸を引き上げながら、頭頂部を足に近づける。

反対側も同様に行う

EASY

79 1つ足の鳩王のポーズⅡ（準備・片手を伸ばす）

エーカ・パーダ・ラージャカポタ・アーサナⅡ（片手を伸ばす）

3から右手を上に伸ばす。右のかかとと左ひざを近づけるつもりで脚に力を入れ、バランスをとる。

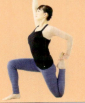

78 1つ足の鳩王のポーズⅡ（準備・ねじり）

エーカ・パーダ・ラージャカポタ・アーサナⅡ＋ベーカ・アーサナ

1で左足を前に出し、上体を床に近づける。左手で右足の甲を持ち、かかとをお尻に近づけていく。右の前腕を床に下ろし、左に上体をねじる。

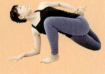

鶴のポーズ

Bakasana 80

バカ・アーサナ

Level ★★★

ひざを曲げて腕立ちするポーズ。上腕三頭筋や肩を動かすときに働く三角筋が鍛えられます。脚を持ち上げるときには腹筋の力も必要になるので、ウエストの引き締めや内臓機能を向上させる効果も期待できます。

ココを意識しよう

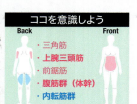

- 三角筋
- **上腕三頭筋**
- 前鋸筋
- **腹筋群（体幹）**
- 内転筋群

効果

- 二の腕を引き締める
- 腹筋を強化する
- 内臓の機能を高める

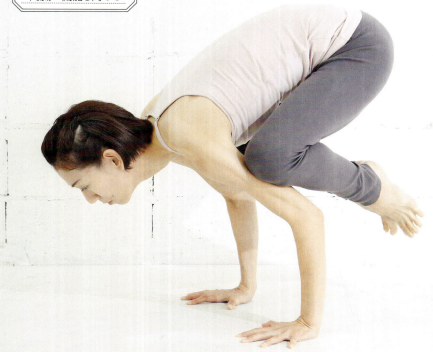

アームバランス

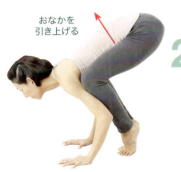

Front / **Side**

ひざを上腕に当てる

1 手を肩幅に開き ひざを上腕に当てる

両足をそろえ、ひざを外側に開いてしゃがむ。両ひじを曲げて両ひざを上腕に当てる。両手を肩幅程度に開いて床につける。

手首は肩幅

ひじを後ろへ曲げる

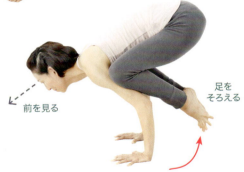

おなかを引き上げる

2 おなかとお尻を持ち上げ 前腕に体重をかける

両方の手のひらでしっかりと床を押さえる。おなかを引き上げ、体重を少しずつ両腕に移していく。

3 足を床から浮かせ バランスをとる

腕に体重をあずけて片足ずつ、または両足をそろえたまま床から離す。上腕とひざを押し合うようにしながら、おなかを引き上げ、体を浮かせていく。目線は斜め前へ。

前を見る

足をそろえる

EASY

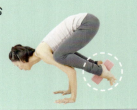

足の間にブロックを挟む

体がグラつく場合は、足の間にブロックを挟むと両足を引き寄せる力の感覚がつかめ、バランスがとりやすくなる。

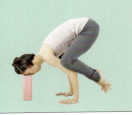

ブロックで頭を支える

前方にブロックを置き、額をのせてバランスをとる。足が浮いたら全身に力を入れ、ゆっくり頭を持ち上げる。

聖者ヴァシシュタのポーズ（両脚をそろえる）

Vasisthasana 81

ヴァシシュタ・アーサナ（両脚をそろえる）

Level ★★★

聖者ヴァシシュタのポーズ（P.108）にはいくつかのバージョンがあり、レベルに応じた練習が必要になります。このポーズでは、床側の腹斜筋群と臀筋群を強化。体幹が強化されて、体の軸をまっすぐに保つ感覚がつかめます。

ココを意識しよう
Back　Front
- 大胸筋
- 前鋸筋
- 腹筋群（体幹）
- 臀筋群

効果
- 体幹を強化する
- ウエストを引き締める
- 集中力を高める

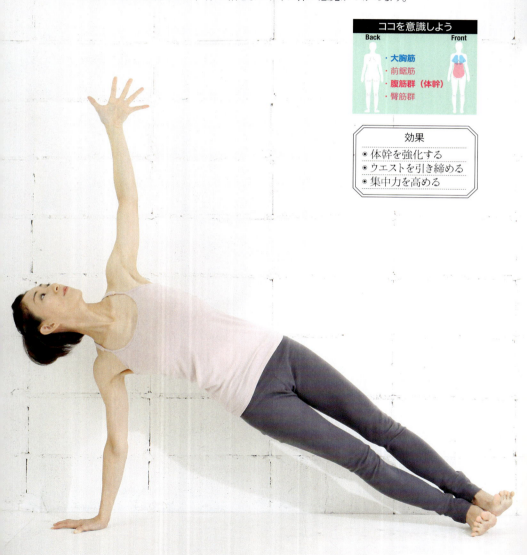

アームバランス

1 両手、両ひざを床につける
両手、両ひざを床につける。両足はそろえて、つま先を床につける。

2 ひざを伸ばしおなかを引き上げる
両足のつま先を後ろへ引き、ひざを伸ばす。手首は肩の真下に置く。頭頂部を前へ、かかとを後ろに押し出すようにして体を前後に伸ばす。

3 右足の外側を床に下ろしその上に左足を重ねる
右足の外側を床に下ろし、その上に左足を重ねる。おなかに力を入れて骨盤を引き上げ、左手を上に伸ばす。

反対側も同様に行う

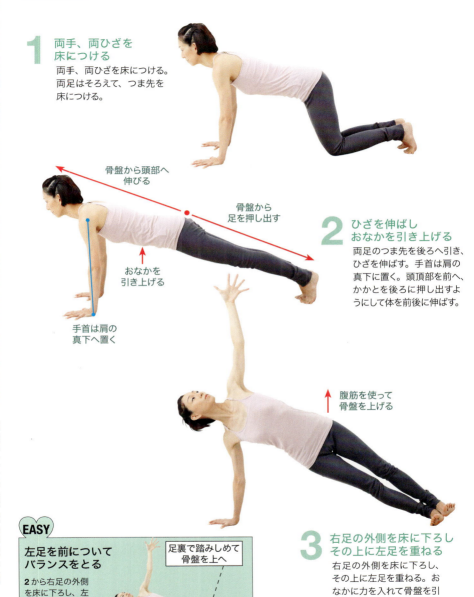

骨盤から頭部へ伸びる
骨盤から足を押し出す
おなかを引き上げる
手首は肩の真下へ置く
腹筋を使って骨盤を上げる

EASY
左足を前についてバランスをとる
2 から右足の外側を床に下ろし、左足を右脚の前へ置く。左の足裏で床を踏みしめながら骨盤を上げ、左手を上に伸ばす。

足裏で踏みしめて骨盤を上へ

81 聖者ヴァシシュタのポーズ（両脚をそろえる）

片脚を伸ばした鶴のポーズⅠ

Eka Pada Bakasana Ⅰ

82

エーカ・パーダ・バカ・アーサナⅠ

Level ★★★★

腕立ちしながら、片方の脚を後ろへ伸ばすポーズ。両脚と腹筋群の強さ、全身の筋肉、この3つを調和させて使う感覚を学ぶポーズです。

ココを意識しよう

Back / Front

- 三角筋
- **上腕三頭筋**
- 前鋸筋
- **腹筋群（体幹）**
- 大臀筋

効果

- 内臓の機能を高める
- 腕力・腹筋を強くする
- バランス感覚の向上

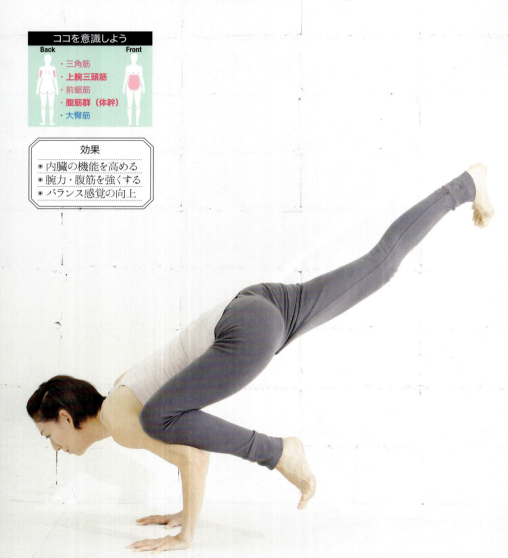

アームバランス

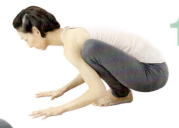

1 手を肩幅に開き
ひざを上腕に当てる

両足をそろえ、ひざを外側に開いてしゃがむ。両ひじを曲げて両ひざを上腕に当てる。両手を肩幅程度に開いて床につける。

おなかを引き上げながら
前腕に体重をかけていく

2 おなかとお尻を持ち上げ
前腕に体重をかける

両方の手のひらでしっかりと床を押さえる。おなかを引き上げ、体重を少しずつ両腕に移していく。

おなかを引き上げ
足を浮かせる

3 足を床から浮かせ
バランスをとる

腕に体重をあずけて片足ずつ、または両足をそろえたまま床から離す。上腕とひざを押し合うようにしながら、おなかを引き上げ、体を浮かせていく。目線は斜め前へ。

4 右足を
斜め上に押し出す

両腕を寄せ合うようにして腕の力を強くし、上体をさらに前に倒しながら右足を斜め後方へ押し出す。

反対側も同様に行う

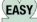
かかとを斜め後ろへ
押し出す

両腕を寄せ合い
腕の力を強くする

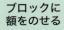

EASY

ブロックに
額をのせる

前方にブロックを置き、額をのせて行うと、後ろ脚を伸ばす感覚がつかめる。

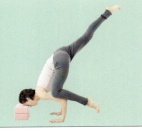

ワイルドシングス

Camatkarasana 83

カマトカラ・アーサナ

Level ★★★★

片腕と両脚で体を支え、後屈するポーズです。両脚を使って床を踏みしめ、胸を開くので、下半身の強さと上半身の広がりを感じられます。

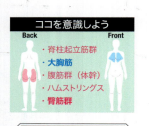

ココを意識しよう

- 脊柱起立筋群
- 大胸筋
- 腹筋群（体幹）
- ハムストリングス
- 臀筋群

効果
- 全身を引き締める
- 呼吸が深まる
- 姿勢を整える

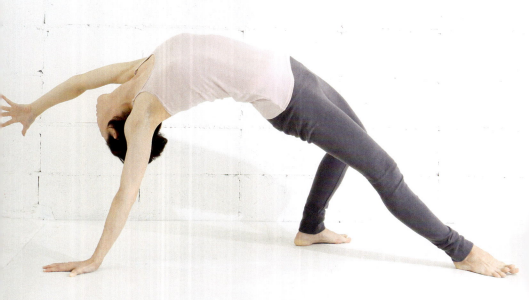

`アームバランス`

1 下向きの犬のポーズをとる

両手、両足を床につけ、下向きの犬のポーズ（P.27）をとる。

2 左脚を高く上げてひざを曲げる

両方の手のひらで床を押しながら、左脚を上げてひざを曲げる。

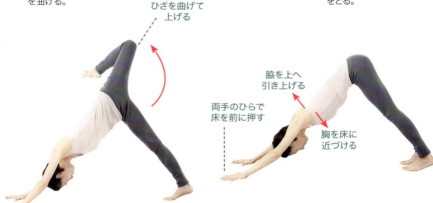

- ひざを曲げて上げる
- 脇を上へ引き上げる
- 両手のひらで床を前に押す
- 胸を床に近づける

3 左足を後方へ下ろし左手を上に伸ばす

左手を床から離し、体を横に向けながら、ゆっくりと左足を後方へ下ろす。両足裏で床を踏みしめ、尾骨とともに骨盤を上げ、左手を上に伸ばす。

- 骨盤を上へ
- 床を踏みしめる

4 左手を床に近づけ胸を前へ押し出す

左の足裏で床を踏みしめながら、左手を頭の横へ伸ばして胸を前へ押し出す。腹筋を使って骨盤を引き上げる。

- 胸を前へ
- 骨盤を上へ

`反対側も同様に行う`

POINT ひじを伸ばし過ぎない

ひじをロック（過伸展）すると180度以上伸ばすことになり、ひじへの負担が大。なるべく見た目をまっすぐに。

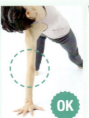 OK

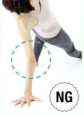 NG

83 ワイルドシングス

横向きの鶴のポーズ

Parsva Bakasana 84

パールシュヴァ・バカ・アーサナ　　　Level ★★★★

『鶴のポーズ』(P.90) のバリエーションで、脚を横に持ち上げてねじるバージョン。片腕に両脚がのり、下腹部の引き上げがさらに必要になります。

ココを意識しよう

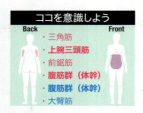

Back
- 三角筋
- **上腕三頭筋**
- 前鋸筋
- **腹筋群（体幹）**
- 腹筋群（体幹）
- 大臀筋

効果
- 二の腕を引き締める
- 内臓の機能を高める
- バランス感覚の向上

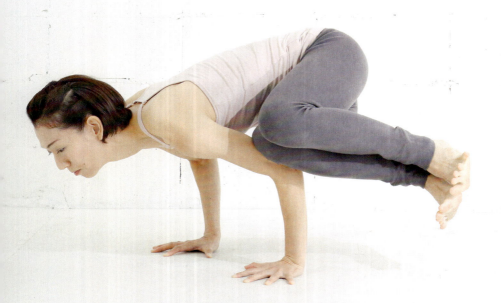

アームバランス

1 しゃがんだ姿勢から上体を右にねじる

両足をそろえてしゃがんだ姿勢から、上体を右側にねじり、真横を向く。左の上腕を右ひざの外側に当てる。

上腕をひざの外側に当てる

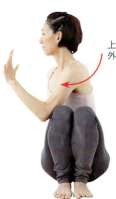

Front

手首を肩の真下に置く

前を見る

お尻とおなかを持ち上げる

かかとを上げる

2 お尻とかかとを上げ体重を上腕にかける

両手を肩幅に開いて床に置く。左の上腕と右ひざを押し合いながら、お尻、おなか、かかとを持ち上げる。目線は前方へ。

おなかを引き上げる

足をそろえる

腕とひざを押し合う

3 足を床から離しバランスをとる

少しずつ体重を腕にかけていき、両足をそろえたまま持ち上げる。上腕とひざを押し合うようにしながら、腹筋を使ってバランスをとる。

反対側も同様に行う

Variation

85 聖者カウンディンニャのポーズⅠ

エーカ・パーダ・カウンディンニャ・アーサナⅠ

3から、両ひざを伸ばしたあと、左脚だけを後ろに伸ばし、右脚は横に伸ばす。

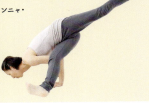

99

聖者カウンディンニャのポーズⅡ

Eka Pada Kaundinyasana Ⅱ

エーカ・パーダ・カウンディンニャ・アーサナⅡ　　　Level ★★★★

股関節を大きく開きながら腕立ちするポーズ。強さと柔軟性が求められます。まずは、EASY ポーズ（P.101）でバランスのとり方を練習してからトライしましょう。

ココを意識しよう

Back　　　Front

- 三角筋
- 上腕三頭筋
- 前鋸筋
- 腹筋群（体幹）
- ハムストリングス

効果

- 内臓の機能を高める
- 二の腕を引き締める
- 集中力を高める

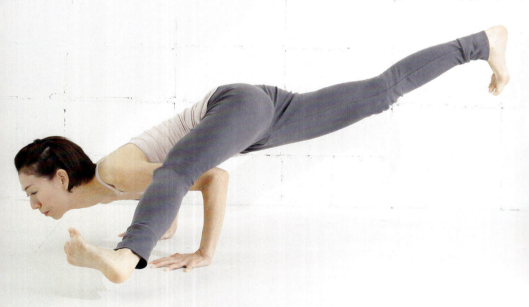

100

`アームバランス`

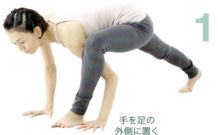

1 左の上腕に左のふくらはぎを当てる
板のポーズ（P.24）をとり、左足を大きく前に出す。左手を、左脚の下からくぐらせて足の外側に置く。

手を足の外側に置く

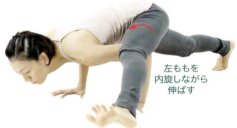

2 上腕に左脚をのせひざを伸ばす
左ももを内側に回しながらひざを伸ばしていき、体重を両腕へと移していく。

左ももを内旋しながら伸ばす

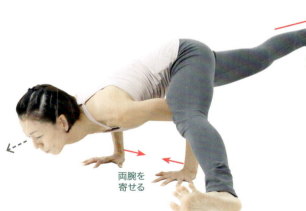

脚全体に力を入れ、後ろに伸ばす

両腕を寄せる

3 体重を前腕にあずけ右脚を後方へ伸ばす
両腕を寄せ合うようにして腕の力を強くし、体重を腕にかけていく。斜め上を見ながら右足を床から離し、後方へ力強く伸ばしていく。

`反対側も同様に行う`

EASY

片ひざを床につける
1で右のひざを床に下ろし、両腕に体重をかけながら、左脚を伸ばしていく。

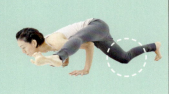

聖者ガーラヴァのポーズ

Eka Pada Galavasana

87

エーカ・パーダ・ガーラヴァ・アーサナ

Level ★★★★

片足を上腕にかけて腕立ちし、もう片方の脚を後ろへ伸ばすポーズ。曲げたほうの足のつま先を上腕に力強くかけることがバランスをとるためのコツです。

ココを意識しよう

Back / Front
- 三角筋
- **上腕三頭筋**
- 前鋸筋
- **腹筋群（体幹）**
- 大臀筋

効果
- 腹筋の強化
- 二の腕を引き締める
- 集中力を高める

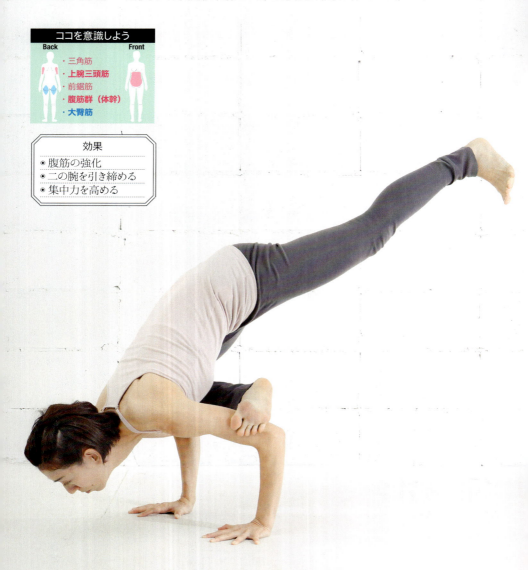

アームバランス

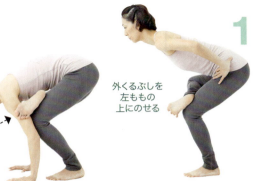

1 右の外くるぶしを左ももにのせる

両足をそろえて立ち、両手を腰に当てる。太もものつけ根を後ろに引きながら両ひざを曲げ、右脚を上げて外くるぶしを左の太ももの上にのせる。

外くるぶしを左ももの上にのせる

ZOOM UP!

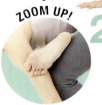

足先を上腕に絡ませる

2 両手を床に下ろし右足先を上腕にかける

両手を肩幅に開いて床に下ろす。右の足先は左の上腕に強く絡ませる。

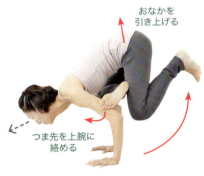

おなかを引き上げる

つま先を上腕に絡める

3 おなかを引き上げ腕に体重をかけていく

手のひらで床をしっかりと押さえ、右のすねと上腕を押し合うようにして体重を両腕にかけていく。目線を前へ移し、左足を床から持ち上げる。

4 左脚を後方へ伸ばす

両腕を寄せ合ってバランスをとりながら左脚を後方へ伸ばす。かかとを後方へ押し出しながら伸ばす。

反対側も同様に行う

かかとを後方へ押し出す

POINT
つま先を上腕にかける

2では、つま先を上腕に絡ませる。こうすることで腕と足が安定し、バランスをとりやすくなる。

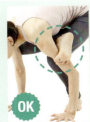
OK

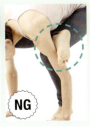
NG

聖者アシュターヴァクラのポーズ

Astavakrasana 88

アシュターヴァクラ・アーサナ　　　　　　Level ★★★★

両脚で片腕を挟むようにして体をねじり、腕立ちするポーズ。ポイントは、両脚を横へ伸ばしながらひじを後ろへ曲げていくこと。左右の脚をしっかりと絡ませることで、股関節が内転するときに働く内転筋群を強化できます。

ココを意識しよう

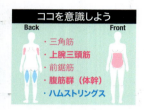

- 三角筋
- **上腕三頭筋**
- 前鋸筋
- **腹筋群（体幹）**
- ハムストリングス

効果

- 二の腕を引き締める
- 体幹を強化する
- 集中力を高める

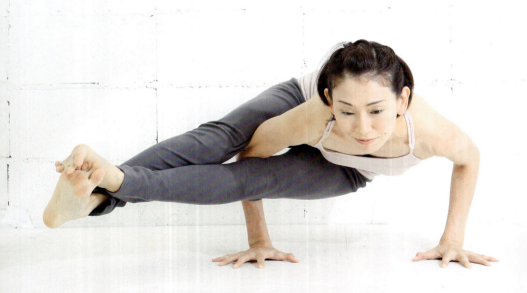

アームバランス

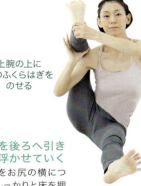

1 杖のポーズから右脚を腕にのせる

杖のポーズ（P.28）になり、両手で右脚を持ち上げ、右の上腕の上にのせる。

上腕の上に右のふくらはぎをのせる

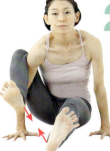

2 お尻を後ろへ引き体を浮かせていく

両手をお尻の横につけ、しっかりと床を押す。両脚を寄せ合いながら、お尻を後ろに引き、体を浮かせていく。

お尻を後ろに引いて浮かせる

両足のかかとを寄せ合う

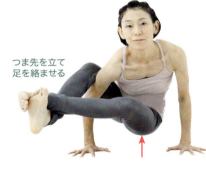

3 右足の上に左足をのせ左右の足を絡ませる

右足の上に左足をのせ、左右のつま先を立てて足をしっかり絡ませる。

つま先を立てて足を絡ませる

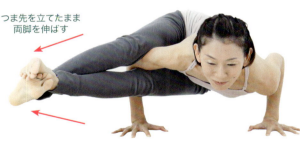

つま先を立てたまま両脚を伸ばす

4 両脚を横に伸ばしひじを後ろへ曲げる

両脚を内側に回しながら横に伸ばす。両ひじを曲げ、上体を床と平行にしていく。

反対側も同様に行う

Variation
89 片脚を腕にのせた腕立ちのポーズ

エーカ・ハスタ・ブジャ・アーサナ

2のまま、キープするポーズ。脚を床と平行に伸ばす。

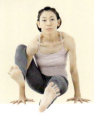

105

蛍のポーズ

Tittibhasana 90

ティッティバ・アーサナ

Level ★★★★

腕立ちしながら、両脚を開いて前に伸ばすポーズ。このポーズを練習するときは、股関節を十分に開いて準備しておきましょう。

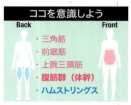

ココを意識しよう
Back　　　　Front
・三角筋
・前鋸筋
・上腕三頭筋
・腹筋群（体幹）
・ハムストリングス

効果
- 腹筋を強化する
- 股関節の柔軟性を高める
- 集中力が高まる

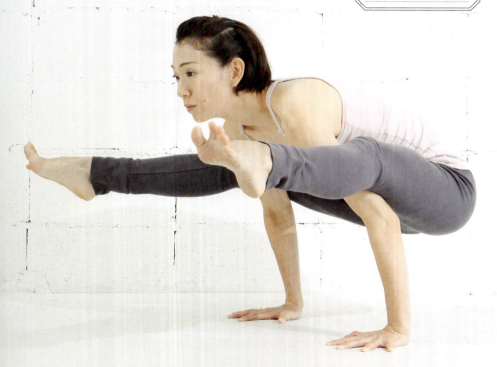

アームバランス

1 両足を肩幅程度に開き両手を足の後ろに下ろす
両足を腰幅よりやや広めに開いて立つ。ひざを曲げて前屈し、左右のかかとの後ろに両手のひらをつく。

両足は肩幅程度に開く
両手を足の後方へ置く

両脚を上腕にのせる
腰をゆっくり下ろす

2 左右の上腕にもも裏をのせる
左右の上腕に両ももの裏をのせ、ゆっくりと腰を下ろしていく。

胸を引き上げる

3 おなかを引き上げながら足を浮かせる
目線を上げ、おなかを引き上げながら、片脚ずつ床からゆっくり持ち上げてバランスを見つける。

腰を後ろに引く

4 腰を後ろに引きながら両ひざを伸ばす
腰を後ろに引き、胸を持ち上げながら、左右のひざを伸ばしていく。目線は前に向ける。

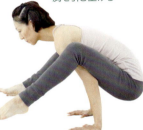

Variation
91 ひざ裏を腕にのせる腕立ちのポーズ

ブジャピーダ・アーサナ

3から右足を左足の上にのせて交差させる。左右のつま先を立て、足をしっかり絡ませる。

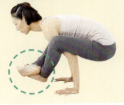

107

聖者ヴァシシュタのポーズ

Vasisthasana 92

ヴァシシュタ・アーサナ Level ★★★★

『聖者ヴァシシュタのポーズ（両脚をそろえる）』(P.92)で重ねていた脚を上に伸ばす上級ポーズです。腹筋を使い、片腕と片脚でバランスをとりながら股関節を開いていきます。

ココを意識しよう
Back　Front
・前鋸筋
・**腹筋群（体幹）**
・臀筋群
・ハムストリングス
・**ハムストリングス**

効果
- 腕力を強化する
- 集中力を高める
- 股関節を柔軟にする

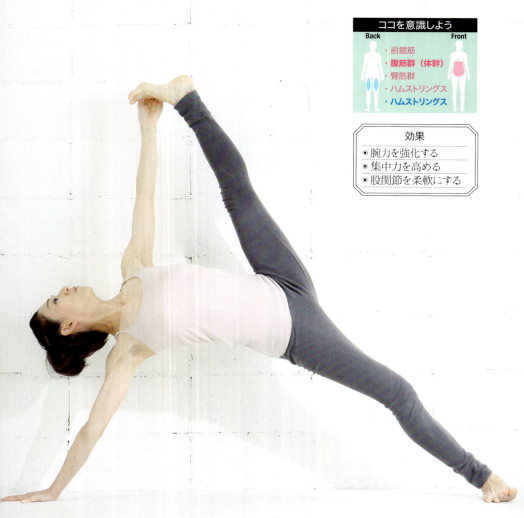

アームバランス

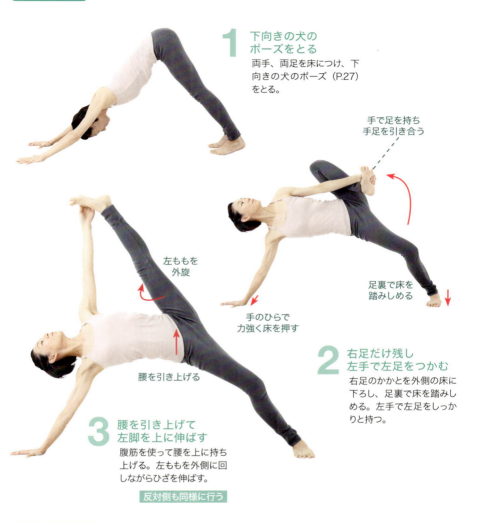

1 下向きの犬のポーズをとる
両手、両足を床につけ、下向きの犬のポーズ（P.27）をとる。

手で足を持ち
手足を引き合う

左ももを
外旋

足裏で床を
踏みしめる

手のひらで
力強く床を押す

腰を引き上げる

2 右足だけ残し
左手で左足をつかむ
右足のかかとを外側の床に下ろし、足裏で床を踏みしめる。左手で左足をしっかりと持つ。

3 腰を引き上げて
左脚を上に伸ばす
腹筋を使って腰を上に持ち上げる。左ももを外側に回しながらひざを伸ばす。

反対側も同様に行う

Variation

94 チャータカ鳥のポーズ
カピンジャラ・アーサナ

2で左のひざを後ろに曲げ、左手で足の甲を持つ。左足の甲で左手を後ろに引くようにして頭も後ろに引き、胸を開く。

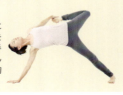

93 聖者ヴァシシュタのポーズ（片ひざを曲げる）
ヴァシシュタ・アーサナ
（片ひざを曲げる）

2で左足裏を右の太ももの内側にのせる。腹筋に力を入れて腰を引き上げ、左手を上に伸ばす。

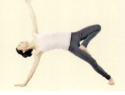

聖者ヴィシュヴァーミトラのポーズ

Visvamitrasana 95

ヴィシュヴァーミトラ・アーサナ

Level ★★★★★

上級者でもバランスをとるのがむずかしいポーズのひとつ。上体をねじるため、上にあるほうの体側と手でつかんでいるほうのハムストリングスが伸びます。

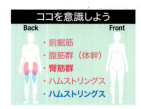

ココを意識しよう
Back　　　　　Front
・前鋸筋
・腹筋群（体幹）
・臀筋群
・ハムストリングス
・ハムストリングス

効果
- 股関節を柔軟にする
- 呼吸が深まる
- 集中力が高まる

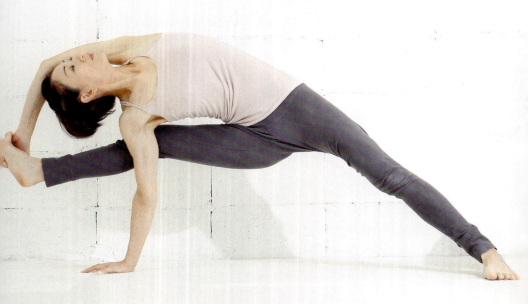

アームバランス

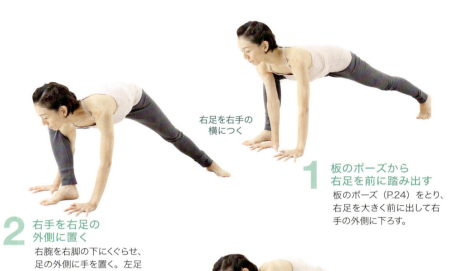

右足を右手の横につく

1 板のポーズから右足を前に踏み出す
板のポーズ（P.24）をとり、右足を大きく前に出して右手の外側に下ろす。

2 右手を右足の外側に置く
右腕を右脚の下にくぐらせ、足の外側に手を置く。左足のつま先を外側に開き、足裏を床につける。

手で足を引き上げる　　かかとを後ろへ引く

3 左手で足を持ち上げ右の腕に絡ませる
右の手のひらで床をしっかりと押さえ、左手で右の足の甲を外側からつかみ、床から持ち上げる。

足で手を押し返すように伸ばす　　上体をねじる　　右ももを外旋　　足裏で床を踏みしめる

4 右脚を伸ばし上体をねじる
左足裏で床を踏みしめ、右ももを外側へ回しながら右脚を前方へ伸ばす。左手と足裏で押し合うようにしてバランスをとり、上体を左側へねじる。

反対側も同様に行う

EASY

左ひざを床につけて行う

1〜4のプロセスを、左ひざを床につけて行う。このとき、ひざの真後ろにつま先をつける。このポーズは右脚と上半身の感覚がつかみやすい。

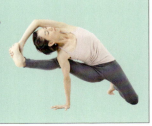

95 聖者ヴィシュヴァーミトラのポーズ

トンボのポーズ

Dragonfly 96

ドラゴンフライⅠ

Level ★★★★★

難易度の高いバランスポーズです。「上腕と足裏を押し合う」「左右の腕を寄せ合う」のがポイント。ただ、腕の力ばかりに頼り過ぎず、腹筋の力も使って、うまくバランスをとるようにしましょう。

ココを意識しよう

Back / Front

- 三角筋
- 上腕三頭筋
- 前鋸筋
- 腹筋群（体幹）
- 臀筋群

効果

- ウエスト、脚、二の腕を引き締める
- 身体感覚の向上

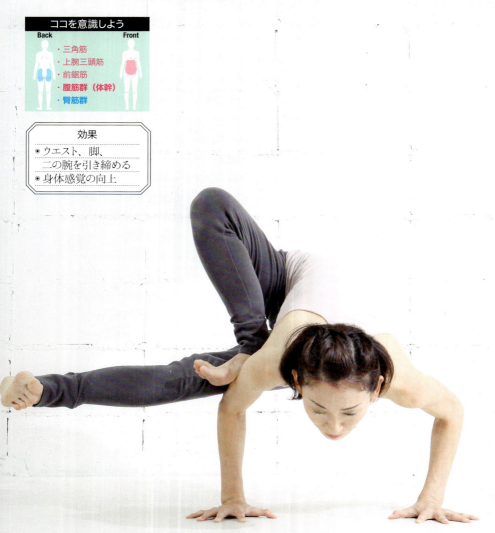

アームバランス

上体をねじる

ひざを外側へ向ける

足裏に上腕を当てて押し合う

外くるぶしを左ももにのせる

1 ひざを曲げ 右足を左ももにのせる
山のポーズ（P.22）で立ち、両もものつけ根を後ろに引いて前屈する。右足の外くるぶしを左ももにのせて手で押さえる。

2 右の足裏に 右の上腕を当てる
上体を左へねじり、右の上腕を足裏に当てて押し合う。このとき、上腕が足裏まで届く柔軟性が必要になる。

右足裏と上腕を押し合う

おなかを引き上げる

3 両手を床につけて 足裏と腕を押し合う
手首が肩の下にくるように両手を床に下ろす。両手のひらでしっかりと床を押し、右の足裏と上腕を押し合う。

両腕を寄せ合い腕の力を強くする

4 体重を腕にかけて 左脚を浮かせる
両腕を寄せ合い、腕の力を強くする。おなかを引き上げながら体重を腕にかけ、左足を床から浮かせて横に伸ばす。

反対側も同様に行う

POINT
上腕を足裏に当てられるか
2で両手を合わせ、上半身をねじることができるか、そして足裏に上腕をつけられるか確認してみて。それができれば、このポーズにチャレンジしてみよう。

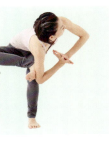

96 トンボのポーズ

113

Ardha Adho Mukha Vrksasana

半分の下を向いた木のポーズ

97

アルダ・アドー・ムカ・ヴリクシャ・アーサナ

Level ★★★

壁を利用して行うL字形の逆立ち。転倒の可能性がほとんどないので、『下を向いた木のポーズ』(P.122) の練習としてもおすすめ。前鋸筋も意識できると肩まわりが安定します。

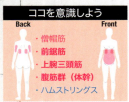

ココを意識しよう
Back　　Front
・僧帽筋
・前鋸筋
・上腕三頭筋
・腹筋群（体幹）
・ハムストリングス

効果
● 脚、二の腕を引き締める
● 肩関節を柔軟性にする
● 内臓の機能を高める

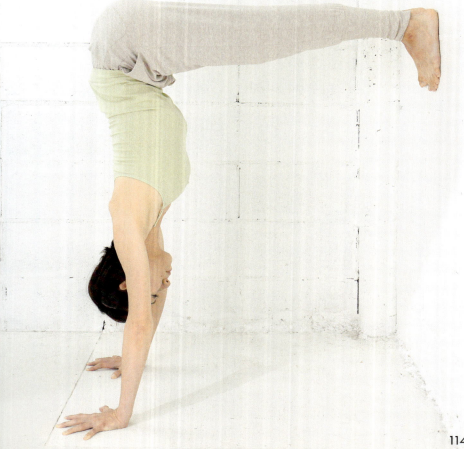

逆転

1 両手、両ひざをつき足裏を壁に当てる

床に両手、両ひざをつき、壁に足裏をつける。両手は肩幅に開く。（壁から両手までの距離は下のPOINTを参照）

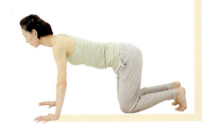

2 ひざとお尻を引き上げ胸を壁に近づける

両手で床を押し、ひざとお尻を引き上げて胸を壁のほうへ近づける。

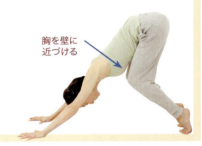

胸を壁に近づける

両足裏をカベにつける

3 壁を歩くように登っていく

足を交互に後ろに引き上げ、歩くように壁を登る。つま先で壁を押すようにして上がっていく。

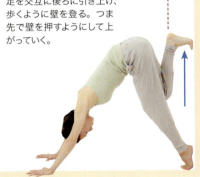

骨盤の高さまで壁に沿って足を歩かせる

4 骨盤の高さでキープする

両足を骨盤の高さまで上げたら、目線を壁の方へ向けてキープする。

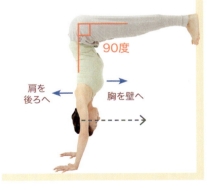

90度　肩を後ろへ　胸を壁へ

POINT
壁までの距離をチェック

1では、両手を置く位置（壁からの距離）も重要。壁を背にして長座になり、外くるぶしまでの距離を目安にする。

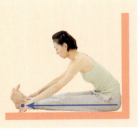

97 半分の下を向いた木のポーズ

Urdhva Dhanurasana

上向きの弓のポーズ

98

ウールドヴァ・ダヌラ・アーサナ

Level ★★★★☆

体を後屈させて全身でアーチをつくるポーズ。胸を開くので、胸郭が広がり、呼吸機能を改善します。全身が伸びる爽快さを味わえるポーズですが、腰を痛めないように腹筋を使いましょう。

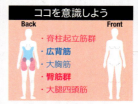

ココを意識しよう
Back　Front
- 脊柱起立筋群
- **広背筋**
- 大胸筋
- **臀筋群**
- 大腿四頭筋

効果
- 呼吸機能を高める
- 気持ちを前向きにする
- 自律神経のバランスを整える

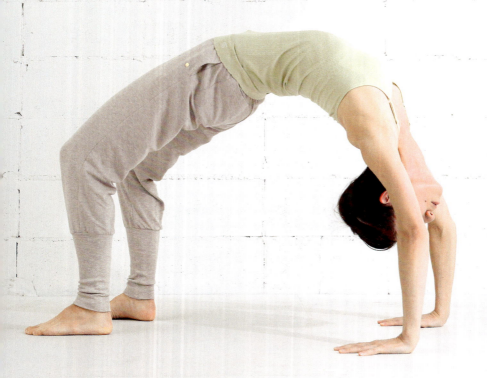

逆転

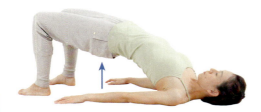

1 ひざを立てて腰を持ち上げる

両足を腰幅に開き、ひざを立ててあお向けになる。両腕は体の横に置く。足裏で床を踏みしめ、腰を持ち上げる。

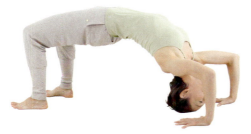

2 両手を耳の横に置き頭頂部を床につける

両手を耳の横につき、ひじを後方へ向ける。手のひらで床をしっかり押しながら胸を前に出して頭を持ち上げ、頭頂部を床につける。

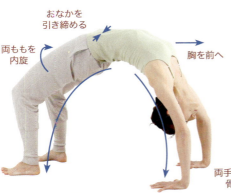

おなかを引き締める
両ももを内旋
胸を前へ
両手足で床を踏みしめ、骨盤を持ち上げる

3 両腕と両脚を伸ばし骨盤を引き上げる

両足で床を踏みしめ、両手のひらで床を強く押しながら、腕と脚を伸ばしていく。胸を前方へ押し出して骨盤を引き上げる。

Challenge

100 手を組んだ上向きの弓のポーズ
ドゥイ・パーダ・ヴィパリータ・ダンダ・アーサナ

3で、両ひじを耳の横の床に置き、頭の後ろで両手を組む。前腕で床を押しながら胸を押し出す。

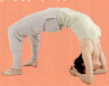

99 上向きの弓のポーズ（片脚を伸ばす）
エーカ・パーダ・ウールドヴァ・ダヌラ・アーサナ

3から、両手と左足に重心を移し、ゆっくりと右脚を上げていく。

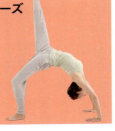

98 上向きの弓のポーズ　99 上向きの弓のポーズ（片脚を伸ばす）　100 手を組んだ上向きの弓のポーズ

117

Salamba Sirsasana I 101

頭立ちのポーズ I

サーランバ・シールシャ・アーサナ I

Level ★★★★

逆立ちのポーズは、継続して行うと、疲労回復、血行促進、肺の機能向上、便秘改善など、多くの効果が期待できます。首を痛めやすいポーズでもあるので、慣れないうちは指導者のもとで行いましょう。

ココを意識しよう

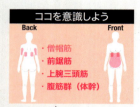

Back / Front
- 僧帽筋
- 前鋸筋
- 上腕三頭筋
- 腹筋群（体幹）

効果
- 血行促進
- 気持ちを前向きにする
- 自律神経のバランスを整える

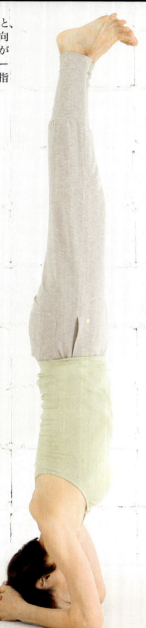

逆転

1 左右の前腕を床に置き両手をしっかり組む

左右の前腕と両ひざを床につけ、ひじは肩の真下に置き、両手をしっかりと組む。足はつま先を立てる。（慣れないうちは壁の前で行う）

Front

肩の真下にひじを置く

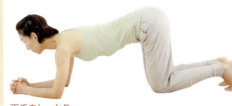

両手をしっかり組む

Check! ひじの高さが頭より下なら腕の下にブランケットを敷く

頭頂を軽く床につける

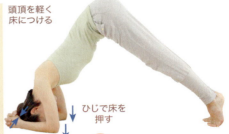

ひじで床を押す

後頭部と両手で押し合う

2 頭頂部を床につけひざとお尻を上げる

頭頂部を軽く床につけ、両手で頭をおおい、ひざとお尻を持ち上げる。はじめは頭頂部を浮かせるつもりで練習すること。

両足をそろえ、力を入れながら天井へ伸ばす

骨盤を肩の真上に

3 ひじで床を押し少しずつ前に歩く

ひじで床をしっかり押しながら、肩の上に骨盤がくるところまで少しずつ前に歩く。

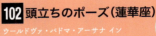

腹筋に力を入れキープする

4 ゆっくりと脚を上げて天井へ伸ばす

ゆっくりと体重を両腕に移動させ、脚を浮かせる。ひじで床を押しながら、両脚に力を入れながら天井へ伸ばしていく。

Challenge

102 頭立ちのポーズ（蓮華座）

ウールドヴァ・パドマ・アーサナ イン シールシャ・アーサナ

4から、脚を蓮華座（P.19）に組んでキープする。

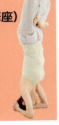

Salamba Sirsasana II

頭立ちのポーズⅡ

サーランバ・シールシャ・アーサナⅡ

Level ★★★★

頭立ちのポーズには、いろいろなバリエーションがあるので、個人の能力に合ったものを選びましょう。ポーズⅠ（P.118）、ポーズⅡ、ポーズⅢ、両腕を伸ばす（ともにP.121）の順にレベルアップします。

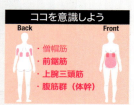

ココを意識しよう
- 僧帽筋
- 前鋸筋
- 上腕三頭筋
- 腹筋群（体幹）

効果
- 血行促進
- 気持ちを前向きにする
- 自律神経のバランスを整える

逆転

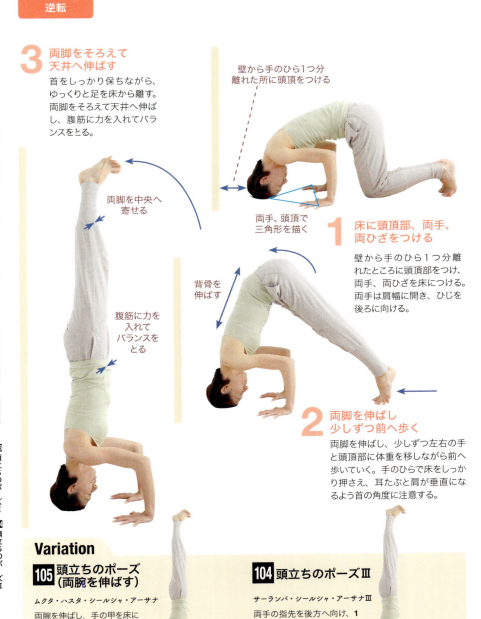

3 両脚をそろえて天井へ伸ばす
首をしっかり保ちながら、ゆっくりと足を床から離す。両脚をそろえて天井へ伸ばし、腹筋に力を入れてバランスをとる。

壁から手のひら1つ分離れた所に頭頂をつける

両手、頭頂で三角形を描く

両脚を中央へ寄せる

背骨を伸ばす

腹筋に力を入れてバランスをとる

1 床に頭頂部、両手、両ひざをつける
壁から手のひら1つ分離れたところに頭頂部をつけ、両手、両ひざを床につける。両手は肩幅に開き、ひじを後ろに向ける。

2 両脚を伸ばし少しずつ前へ歩く
両脚を伸ばし、少しずつ左右の手と頭頂部に体重を移しながら前へ歩いていく。手のひらで床をしっかり押さえ、耳たぶと肩が垂直になるよう首の角度に注意する。

Variation

105 頭立ちのポーズ（両腕を伸ばす）
ムクタ・ハスタ・シールシャ・アーサナ
両腕を伸ばし、手の甲を床につけて 1 から 4 のプロセスを行っていく。

104 頭立ちのポーズⅢ
サーランバ・シールシャ・アーサナⅢ
両手の指先を後方へ向け、1 から 4 のプロセスを行っていく。

121

下を向いた木のポーズ

Adho Mukha Vrksasana

アドー・ムカ・ヴリクシャ・アーサナ

Level ★★★★★

逆立ちのポーズの中でも難易度が高いので、慣れないうちは指導者のもとで行うようにします。上級ポーズ攻略法（P.193〜）を参考に、きちんと練習したうえで、まずは壁を使って挑戦しましょう。

ココを意識しよう

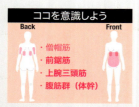

Back
Front
・僧帽筋
・前鋸筋
・上腕三頭筋
・腹筋群（体幹）

効果

- 二の腕を引き締める
- 内臓の機能を高める
- バランス感覚の向上

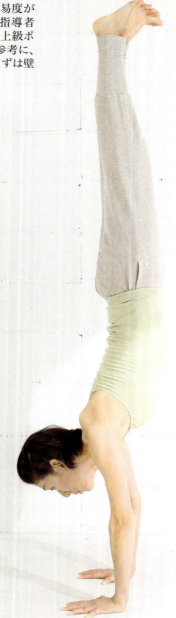

逆転

1 両手、両ひざを床につける
両手、両ひざを床につける。両手は、壁から手のひら1つ分離れたところにつき、肩幅に開く。

壁から手のひら1つ分離れたところに手のひらをつく

両手は肩幅に

2 両脚を伸ばし目線を壁へ
腰を持ち上げて後ろへ引き、目線は壁に向ける。

壁を見る

3 両手に重心を移動させていく
左足（好きなほうの足）を一歩前に出し、両手に重心を移動させていく。左右の手のひらでしっかり床を押さえる。

両手に重心を移動させる

骨盤を壁に近づけるつもりで脚を蹴り上げる

肩の上に骨盤がくる

4 両脚をそろえて天井に向けて伸ばす
手のひらで床を強く押さえ、脚を壁に向かって蹴り上げる。両脚をそろえて天井へ向けて伸ばし、肩の上に骨盤がくるようにして全身でバランスをとる。

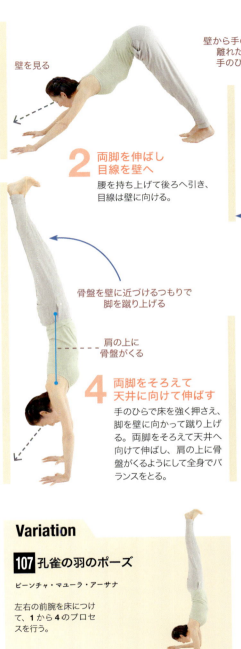
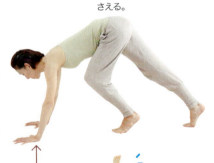
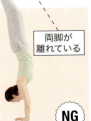

Variation
107 孔雀の羽のポーズ
ピーンチャ・マユーラ・アーサナ

左右の前腕を床につけて、**1**から**4**のプロセスを行う。

POINT
両脚をしっかり寄せる

4では、両脚を中心に寄せ、しっかりと閉じた状態で足を伸ばすこと。脚がダランと開いている状態はNG。

両脚が離れている

NG

106 下を向いた木のポーズ　107 孔雀の羽のポーズ

| Salamba Sarvangasana | **108** |

肩立ちのポーズ

サーランバ・サルワーンガ・アーサナ Level ★ ★ ★ ☆ ☆

逆転系のポーズは全身の血行をよくしますが、このポーズでは、神経を鎮める効果も得られます。また、首まわりがストレッチされるので、甲状腺や副甲状腺の機能が向上します。

ココを意識しよう

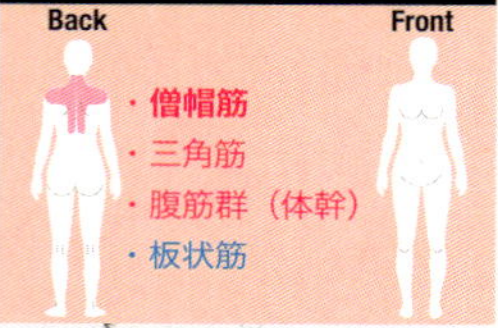

Back Front

- **僧帽筋**
- 三角筋
- 腹筋群（体幹）
- 板状筋

効果

- 血行促進
- 甲状腺、副甲状腺機能の向上
- 自律神経のバランスを整える

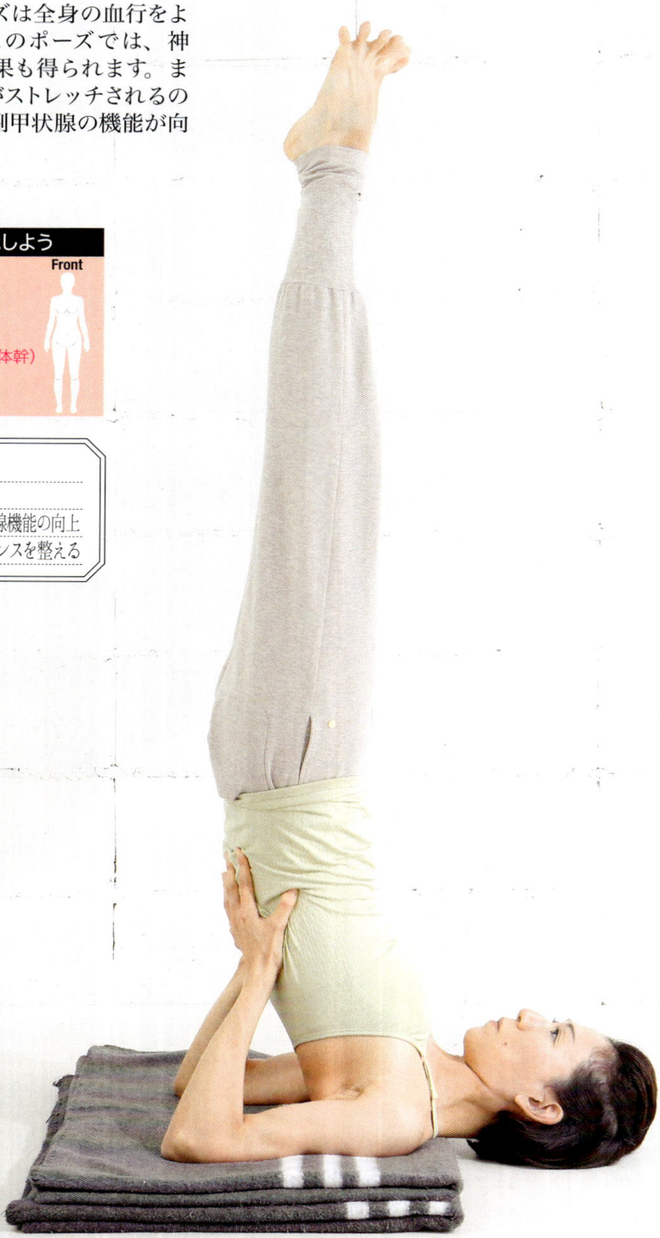

124

逆転

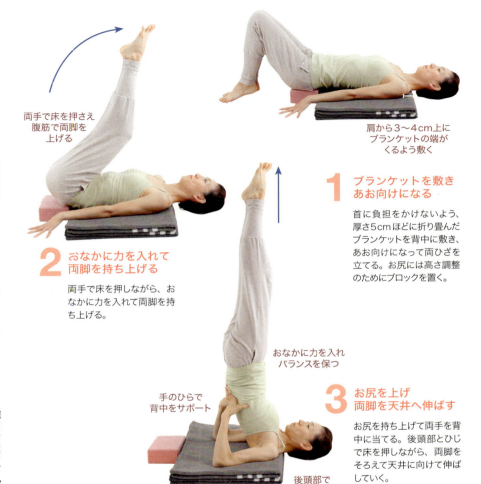

両手で床を押さえ腹筋で両脚を上げる

肩から3〜4cm上にブランケットの端がくるよう敷く

1 ブランケットを敷きあお向けになる

首に負担をかけないよう、厚さ5cmほどに折り畳んだブランケットを背中に敷き、あお向けになって両ひざを立てる。お尻には高さ調整のためにブロックを置く。

2 おなかに力を入れて両脚を持ち上げる

両手で床を押しながら、おなかに力を入れて両脚を持ち上げる。

おなかに力を入れバランスを保つ

手のひらで背中をサポート

後頭部で床を軽く押す

3 お尻を上げ両脚を天井へ伸ばす

お尻を持ち上げて両手を背中に当てる。後頭部とひじで床を押しながら、両脚をそろえて天井に向けて伸ばしていく。

Variation

109 半分肩立ちのポーズ
ヴィパリータ・カラニ・ムドラー・アーサナ

3で上げた両脚を斜めに下ろす。体幹の負担が軽くなり、ポーズを保持しやすい。

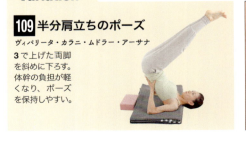

EASY

ブロックをお尻に敷く

3がむずかしい場合は、ブロックをお尻に敷くことで、体幹にわずかな角度がつき、ゆるやかな逆転になる。

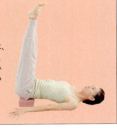

鋤のポーズ

Halasana 110

ハラ・アーサナ

Level ★★★

このポーズでは、頭を下にして前屈をするので、背骨まわりの血行がよくなります。さらに、内臓に刺激が加わるので、その機能がアップ。手を組んで腕を後ろへ伸ばすことで、背中や肩まわりがほぐれます。

ココを意識しよう

Back / Front

- 脊柱起立筋群
- 僧帽筋
- 三角筋
- 腹筋群（体幹）
- ハムストリングス

効果

- 肩こりを緩和する
- 内臓の機能を高める
- 腰痛を緩和する

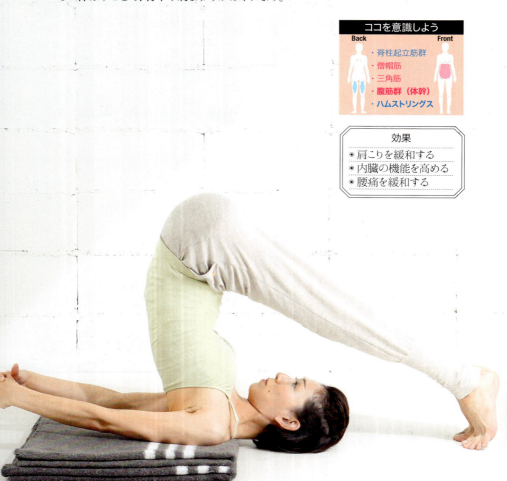

逆転

1 ブランケットを敷きあお向けになる

首に負担をかけないよう、厚さ5cmほどに折り畳んだブランケットを背中に敷き、あお向けになり両ひざを立てる。お尻には高さ調整のためにブロックを置く。

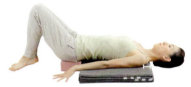

肩から3〜4cm上にブランケットの端がくるよう敷く

2 おなかに力を入れて両脚を持ち上げる

両手で床を押さえながら、おなかに力を入れて両脚を持ち上げる。

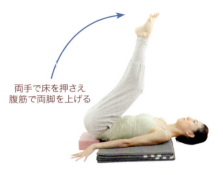

両手で床を押さえ腹筋で両脚を上げる

3 つま先を頭の上で床につける

お尻を持ち上げ、両手を背中に当ててサポートする。つま先を頭の上につき、遠くへ歩かせる。

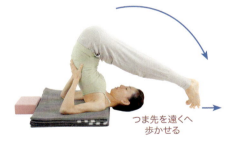

つま先を遠くへ歩かせる

4 腕を伸ばし両手を後方で組む

両ひじを伸ばして、両手を組む。後頭部と両腕で床を押し、腹筋に力を入れてバランスをとる。

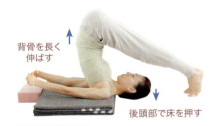

背骨を長く伸ばす

後頭部で床を押す

Challenge

111 両脚で耳を挟むポーズ（腰を支える）

カルナピーダ・アーサナ（腰を支える）

3で両ひざを曲げて耳を挟み、両足をそろえる。

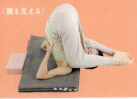

112 両脚で耳を挟むポーズ

カルナピーダ・アーサナ

4から、両ひざを曲げて耳を挟み、両足をそろえる。

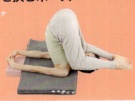

デッド・ウォーリアー

Dead Warrior

113

デッド・ウォーリアー　　　　　　　　　　　　　　　Level ★★

股関節を開きながらねじりを深めるポーズ。筋力や柔軟性に関わらず、背骨と骨盤を適切なポジションに安定させながら上体をねじることができます。ゆったりとねじりたいときにおすすめのポーズです。

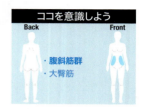

ココを意識しよう
- 腹斜筋群
- 大臀筋

効果
- ウエストを引き締める
- 股関節を柔軟にする
- 副交感神経を優位にする

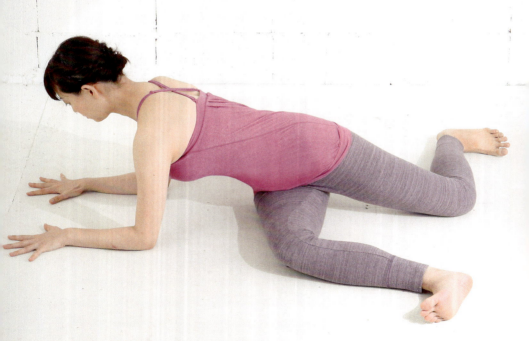

128

うつ伏せ

1 後ろに手をつき ひざを直角に曲げて座る

両ひざを立てて座り、両手を体の後ろに置く。両足は腰幅の1.5倍程度に開き、ひざは直角に曲げる。

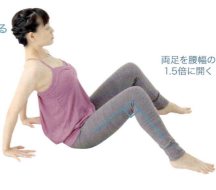

両足を腰幅の1.5倍に開く

2 両ひざを右側に倒す

両ひざを右側に倒し、すねの側面を床につける。

3 上体を右側にねじる

左ももを内側に回しながら、上体を右側にねじり、前腕を床につける。両ひざと両ももの角度をそれぞれ90度に保つ。

反対側も同様に行う

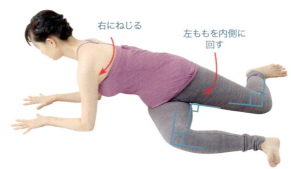

右にねじる　左ももを内側に回す

Challenge

115 ブリジット・クロス

ブリジット・クロス

3から、両ももの位置は変えずに、両ひざをまっすぐに伸ばしていく。

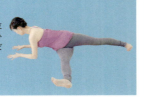

Variation

114 デッド・ウォーリアー（深いツイスト）

デッド・ウォーリアー（深いツイスト）

3から、右ひじを伸ばし、上体を、より右側へねじると、より深くねじることができる。

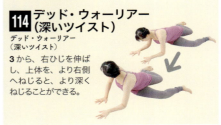

129

片脚を伸ばした蛙のポーズ

Eka Pada Bhekasana 116

エーカ・パーダ・ベーカ・アーサナ

Level ★★

うつ伏せで片ひざを曲げ、手で足を押さえるポーズ。曲げた脚のほうの大腿直筋と腸腰筋をストレッチすることができます。この2つの筋肉が伸びることで骨盤のゆがみを改善できます。

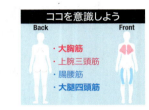

ココを意識しよう
- 大胸筋
- 上腕三頭筋
- 腸腰筋
- 大腿四頭筋

効果
- 骨盤を調整する
- 腹式呼吸をしやすくする
- 腰痛を改善する

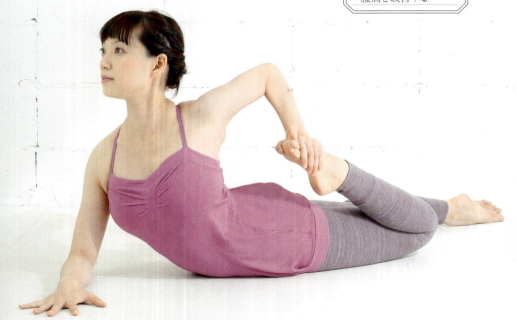

うつ伏せ

1 うつ伏せになり、上体を起こす

両足を腰幅に開いてうつ伏せになり、左右の前腕を床に置いて上体を起こす。ひじは肩の真下に置く。

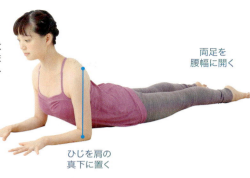

両足を腰幅に開く

ひじを肩の真下に置く

2 右手を内側へ閉じる

両ひじの位置は1のままで、右手を45度内側に閉じる。

右手を45度内側に閉じる

3 左足の甲を内側から持つ

左足を持ち上げて左手で足の甲を内側から持つ。尾骨を下げておへそを床から少し浮かせる。

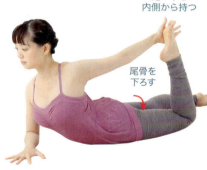

足の甲を内側から持つ

尾骨を下ろす

4 左足のかかとを坐骨に近づける

左手で足の甲を押さえ、かかとを坐骨に寄せる。右腕で床を押し、曲げている脚のかかとを坐骨に向かって押す。

反対側も同様に行う

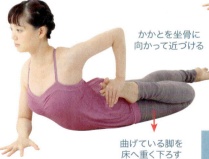

かかとを坐骨に向かって近づける

曲げている脚を床へ重く下ろす

Challenge

117 蛙のポーズ

ベーカ・アーサナ

1から、両ひざを曲げ、右手で右足、左手で左足の甲を持ち、坐骨に向かって押す。

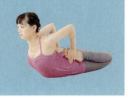

116 片脚を伸ばした蛙のポーズ　117 蛙のポーズ

131

ワニのポーズ

Makarasana | 118

マカラ・アーサナ | Level ★★★

うつ伏せで足と胸を引き上げるポーズ。脊柱起立筋群を強化し、お尻、太ももの裏を引き締めます。背骨を後ろに反らすことによって、気持ちを前向きにしたり、腰の痛みをやわらげたりする効果が期待できます。

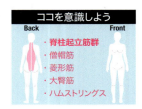

ココを意識しよう
- 脊柱起立筋群
- 僧帽筋
- 菱形筋
- 大臀筋
- ハムストリングス

効果
- 姿勢を整える
- 気持ちを前向きにする
- 腰痛を緩和する

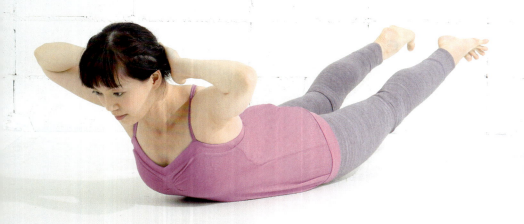

うつ伏せ

1 うつ伏せになり、後頭部で両手を組む
両足を坐骨幅に開いてうつ伏せになる。両手を組んで後頭部に当てる。

両足を坐骨幅に開く

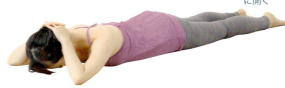

後頭部で手のひらを押す

ひじを開き肩甲骨を寄せる

2 上体を引き上げる
ひじを開いて肩甲骨を寄せ、上体を引き上げる。このとき、後頭部と手のひらを押し合うようにする。

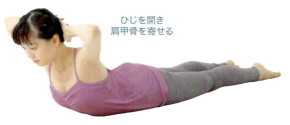

3 両脚を持ち上げ後ろへ伸ばす
上体は **2** のままで、両足を持ち上げ、後ろへ引き上げる。おなかに力を入れて背骨を長くすることでさらに上体を起こす。

背骨を長く

両足を遠くへ伸ばす

下腹部を引き締める

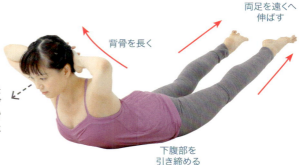

Variation

119 バッタのポーズ
シャラバ・アーサナ

両腕を後ろで組んだうつ伏せから、上体と両脚を引き上げる。右ページのポーズがきつい場合はこちらをトライしてみよう。

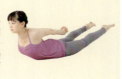

EASY 両腕を前に伸ばす
両腕を前に伸ばしたうつ伏せから、上体と両腕を持ち上げる。両腕を高くするほどレベルアップする。

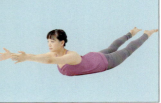

133

弓のポーズ

<Dhanurasana> 120

ダヌラ・アーサナ

Level ★★★

両手で両足をつかみ、体を弓なりに反らせるポーズ。胸から太ももにかけて、体の前面がストレッチされます。おなかで床を押すことで腹部の内臓が刺激を受けるので、その働きがよくなります。

ココを意識しよう

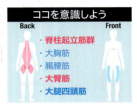

Back / Front
- 脊柱起立筋群
- 大胸筋
- 腸腰筋
- 大臀筋
- 大腿四頭筋

効果
- やる気をアップする
- お尻を引き締める
- 内臓の機能を高める

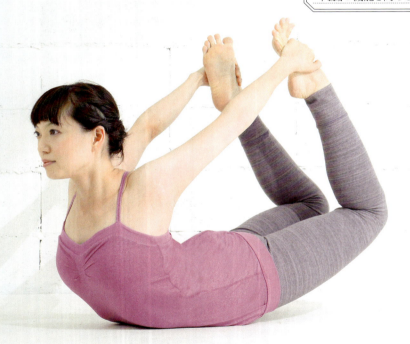

134

うつ伏せ

1 うつ伏せで両腕を伸ばす

うつ伏せになって額を床につける。両足は坐骨幅に開き、両腕は体の横に伸ばす。

両足を坐骨幅に開く

2 両ひざを曲げて両手で足をつかむ

両ひざを曲げ、両手で両足の甲をつかむ。

足の甲を両手で持つ

両脚を寄せ合う

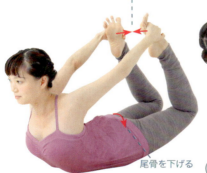

尾骨を下げる

3 おなかに力を入れて上体と両脚を引き上げる

両手と両足で引っ張り合いながら、おなかに力を入れて上体と両脚を引き上げていく。尾骨を下げて腰を安定させる。

EASY

片足を持って引き上げる

2で、片足だけを両手で持ち、後ろへ引いていく。引いている脚のももを内側に回す。

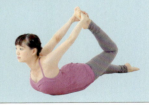

Challenge

122 両手で足指を持った弓のポーズ

パーダーングシュタ・ダヌラ・アーサナ

1から両手をついて上体を起こす。片ひざを曲げ、片脚を外旋しながら後ろへ回して足先をつかむ。反対の手も足をつかみ、上体を後ろへ引く。

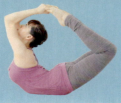

121 横向きの弓のポーズ

パールシュヴァ・ダヌラ・アーサナ

3から体を右側に倒し、再び3の体勢にもどって左側に倒す。足から手を離さないように行う。

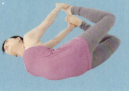

合せきのポーズ

Baddha Konasana 123

バッダ・コーナ・アーサナ

Level ★★

ココを意識しよう

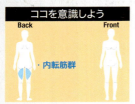

・内転筋群

足裏を合わせる「合せき」の姿勢で前屈するポーズ。おなかや背中、骨盤が刺激されるので、血行がよくなります。腎臓、前立腺、膀胱の働きを正常にするほか、坐骨神経痛の緩和、ヘルニアの予防などに効果的です。

効果
- 股関節を柔軟にする
- 血行促進
- 腰痛を緩和する

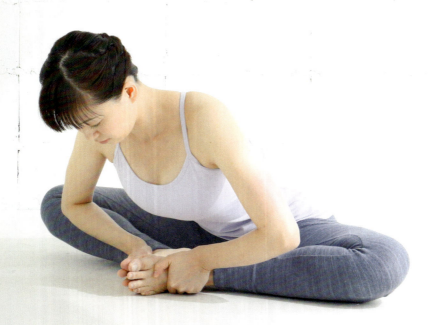

136

座位

1 両ひざを立てて座る

杖のポーズ（P.28）から、両ひざを立てる。

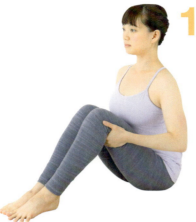

2 両ひざを外に開き足裏を合わせる

両脚を外側に開き、左右の足裏を合わせて両手で持つ。両足を体のほうに引き寄せ、骨盤を立てて背骨を伸ばす。

体側を長く保つ

両足を体に引き寄せる

両ももの付け根から上体を倒す

3 両もものつけ根から前屈する

両手で足の甲を持ちながら、両もものつけ根を後ろへ引いて前屈する。背骨を長く伸ばす。

Variation

124 オメガのポーズ
オメガ

1から、脚を外側へ開き、足裏を合わせる。両もものつけ根から前屈する。合せきのポーズとは違った角度で股関節を開きます。

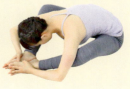

123 合せきのポーズ　124 オメガのポーズ

137

両脚を伸ばして前屈するポーズ

Paschimottanasana 125

パスチモッターナ・アーサナ

Level ★★

頭の先から足先まで、体の背面を伸ばすポーズ。内臓がマッサージされたようになり、副交感神経が優位に働いてリラックスします。ヨガの聖典でもすすめられているポーズです。

ココを意識しよう

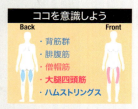

- 背筋群
- 腓腹筋
- 僧帽筋
- 大腿四頭筋
- ハムストリングス

効果

- 全身の疲労回復
- 消化機能を高める
- 副交感神経を優位にする

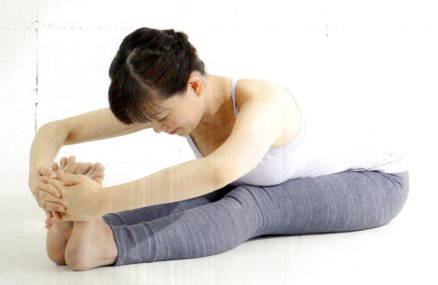

138

座位

1 杖のポーズをとる

杖のポーズ（P.28）で座る。坐骨で床を押しながら背骨を伸ばし、骨盤を立てる。

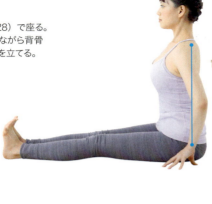

背骨を伸ばす

2 両手を伸ばして足首を持つ

両手を前方に伸ばして、足首を持つ。背骨を伸ばしたまま上体を前へ倒す。

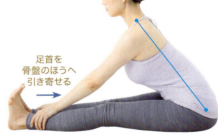

足首を骨盤のほうへ引き寄せる

3 さらに深く前屈し両手で足裏をつかむ

上体を両もものつけ根から前へ倒し、前屈を深めていく。両手は足裏をつかむ。

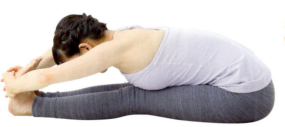

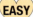 EASY

軽くひざを曲げて骨盤を立てる

前屈がむずかしい人は、両ひざを曲げ、両手ですねを持ち、骨盤を立てるだけでもOK。

骨盤を立てて背骨を伸ばす

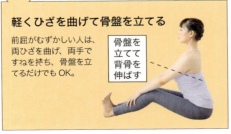

POINT 背中は丸めずに伸ばす

1〜3の一連の動きでは、背中を丸めないこと。背骨を伸ばし骨盤を立てるよう意識する。

NG

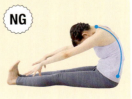

139

片脚を伸ばして前屈するポーズ

Janu Sirsasana 126

ジャーヌ・シールシャ・アーサナ

Level ★★

ココを意識しよう

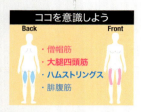

- 僧帽筋
- 大腿四頭筋
- ハムストリングス
- 腓腹筋

脚の裏側を片脚ずつ伸ばしていくポーズです。同時に両脚を伸ばすよりも、さらに深くストレッチすることができます。また、ひざを曲げているほうの股関節を柔軟にします。

効果

- 消化機能を高める
- 股関節を柔軟にする
- 血行促進

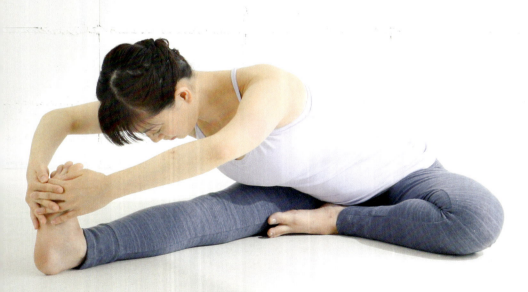

座位

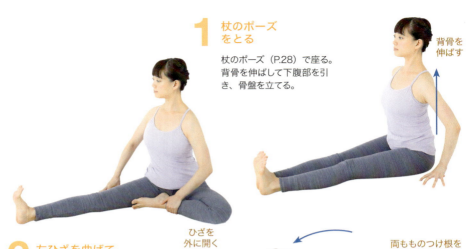

1 杖のポーズをとる

杖のポーズ（P.28）で座る。背骨を伸ばして下腹部を引き、骨盤を立てる。

背骨を伸ばす

ひざを外に開く

2 左ひざを曲げて右の内ももにつける

左ひざを曲げてつま先を右ももの内側につける。

3 上体を前に倒し右の足裏をつかむ

両もものつけ根を後ろに引きながら、上体を前に倒す。両手で右の足裏をつかむ（足首やすねをつかんでもよい）。

両もものつけ根を後ろへ引き上体を前へ倒す

反対側も同様に行う

Challenge

127 半分の根のポーズ

アルダ・ムーラ・バンダ・アーサナ

2から、左足のつま先を床に立てて恥骨に引き寄せ、上体を前に倒す。

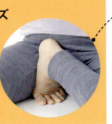

Challenge

129 片脚を半蓮華座で前屈するポーズ

アルダ・バッダ・パドマ・パスチモッターナ・アーサナ

杖のポーズから右足を左もものつけ根にのせる（半蓮華座の脚、P.19）。右手で足先をつかみ、前屈する。

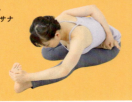

128 片脚を英雄座で前屈するポーズ

トゥリアンガ・ムカイカパーダ・パスチモッターナ・アーサナ

1から左ひざを曲げ、かかとをお尻の横につけ（英雄座の脚、P.18）、前屈する。

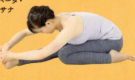

座って開脚して前屈するポーズ

Upavistha Konasana 130

ウパヴィシュタ・コーナ・アーサナ

Level ★★

このポーズでは、太ももの裏側と内側をストレッチできます。骨盤周辺の血行がよくなるので、子宮や卵巣の機能を整える効果も期待できます。脚は広げられる範囲で開脚し、反動をつけずに、ゆっくり前屈しましょう。

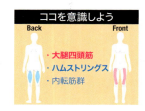

ココを意識しよう
- 大腿四頭筋
- ハムストリングス
- 内転筋群

効果
- 脚のむくみを緩和する
- 婦人科系の不調を緩和する
- 血行促進

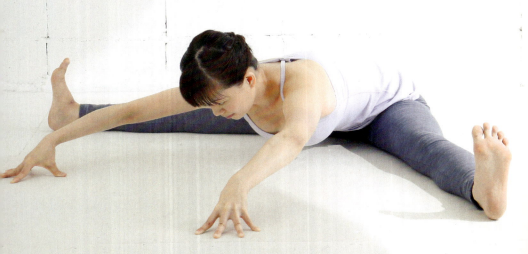

座位

1 杖のポーズから両脚を大きく開く

杖のポーズ（P.28）で座り、両脚をムリのない範囲で大きく開く。両手を腰の後ろに置き、胸を引き上げて骨盤を立てる。

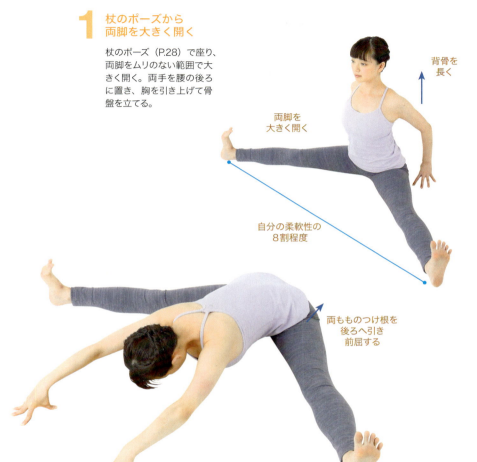

背骨を長く

両脚を大きく開く

自分の柔軟性の8割程度

両もものつけ根を後ろへ引き前屈する

2 背骨を伸ばしながら上体を前に倒す

両もものつけ根を後ろに引き、背骨を長く伸ばしながら前屈する。両手は前方に伸ばして床につける。

Variation
131 座って開脚して片脚側に前屈するポーズ

パールシュヴァ・ウパヴィシュタ・コーナ・アーサナ

1から、上体を右側にスライドする。左手で右足の甲を外側からつかみ、体を右にねじりながら前屈する。

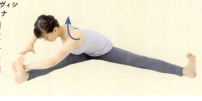

半分の聖者マツィエンドラのポーズ

Ardha Matsyendrasana 132

アルダ・マツィエンドラ・アーサナ　　　　Level ★★

ココを意識しよう

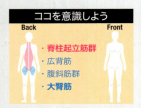

- 脊柱起立筋群
- 広背筋
- 腹斜筋群
- 大臀筋

脚をクロスさせて座り、上体をねじるポーズ。ねじったときに下腹部に圧がかかるので、腸の働きが活発になります。ウエストの引き締めに効き、ひざを立てた脚のほうの大臀筋がストレッチされます。

効果

- ウエストを引き締める
- 便秘改善
- 腰痛を緩和する

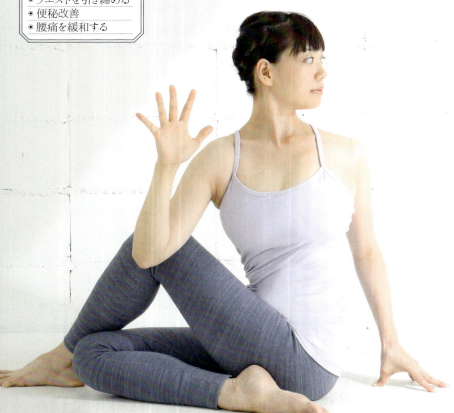

144

座位

1 お尻を右にずらして横座りになる
正座になり、お尻を右にずらして横座りになる。両手は体の横につける。

Front

2 右ももの外側に左足を置く
左足を右ももの外側に置く。

3 上体を左側へねじっていく
背骨を長く伸ばしたまま、右ひじを左ひざの外側に当て、押しながら上体を左側へねじっていく。

反対側も同様に行う

ひじでひざを押しねじりを深める

骨盤を立て背骨を長く保つ

坐骨をしっかり床につける

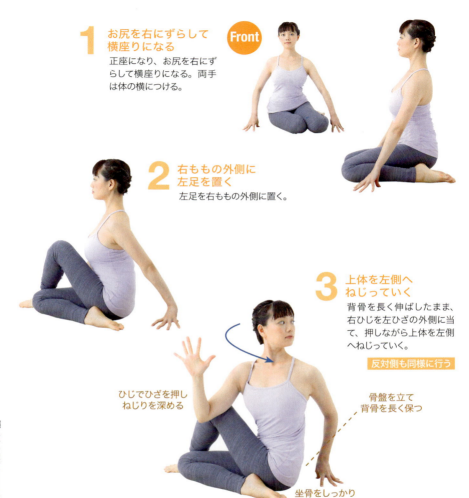

Challenge
134 半分の聖者マツィエンドラのポーズ（手を組む）
アルダ・マツィエンドラ・アーサナⅠ（手を組む）
3で、右腕を左ひざの下から後ろへ回し、背中に回した左手をつかむ。

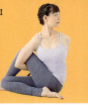

Variation
133 半分の聖者マツィエンドラのポーズ（片脚を伸ばす）
アルダ・マツィエンドラ・アーサナ（片脚を伸ばす）
杖のポーズ（P.28）から左足を右ももの外側に置く。右ひじで左ひざを押しながら上体を左へねじる。

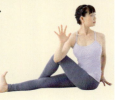

ベイビークレイドル

Hindolasana 135

ヒンドラ・アーサナ

Level ★★

両腕で脚を抱える感じが、まるで赤ちゃんを包み込むゆりかごのように見えるポーズです。骨盤を立てながら脚を胸にグッと引き寄せることで、大臀筋をストレッチすることができます。

ココを意識しよう

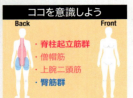

- 脊柱起立筋群
- 僧帽筋
- 上腕二頭筋
- 臀筋群

効果

- 股関節を柔軟にする
- 姿勢を整える
- 血行促進

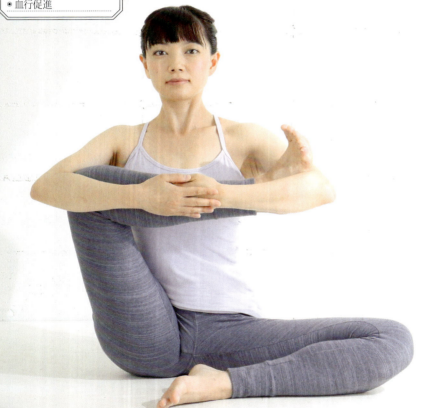

座位

1 両ひざを立てて座り 左ひざを外側に開く

両ひざを立てて座り、左ひざを外側に開いて、かかとを体に引き寄せる。

2 右足を両手で持ち すねと床を平行にする

両手で右の足裏を持ち、すねが床と平行になるところまで引き上げ、わきの下の外側から後ろへ引く。

足裏を後ろへ引く

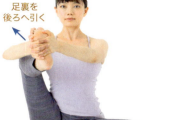

3 両手で右脚を 胸に引き寄せる

両手で右のふくらはぎとかかとを持ち、胸へ引き寄せる。このとき、右のつま先は伸ばさずに立てておく。

つま先を立て脚を胸に引き寄せる

NG

足首を伸ばさない

右ももを外旋

骨盤を立てる

4 両腕で右脚を抱えて 骨盤を立てる

右ひざから足裏を両腕で抱え、すねを床と平行になるよう近づけ、骨盤を立てる。

反対側も同様に行う

EASY

片足をひざの上にのせる

両ひざを立てて座り、両手を体の横に下ろす。右のひざを曲げて外くるぶしを左ひざにのせる。右のお尻の筋肉が伸びていることを意識。

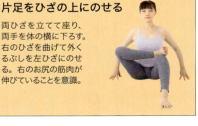

135 ベイビークレイドル

147

合掌した花輪のポーズ

Malasana 136

マーラ・アーサナ（合掌） Level ★★★☆

股関節を開いてしゃがむポーズ。腕と脚を押し合うようにしながら胸を引き上げることで、脚を閉じるときに働く内転筋群をストレッチできます。足首が硬くて、しゃがむときにかかとが浮く人は、畳んだブランケットの上にかかとをのせましょう。

ココを意識しよう

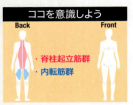

- 脊柱起立筋群
- 内転筋群

効果

- 股関節を柔軟にする
- 脚を引き締める
- 姿勢を整える

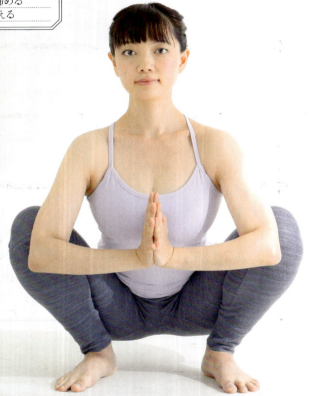

座位

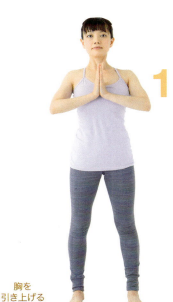

1 胸の前で両手を合わせて立つ

山のポーズ（P.22）で立ち、両足を腰幅よりやや広めに開いて、つま先を少し外側に向ける。両手は胸の前で合わせる。

両足を腰幅より少し広めに開く

腕と脚で押し合う

胸を引き上げる

2 しゃがんで腕とひざを押し合う

両手を合わせたまましゃがみ、上腕をひざに当てて押し合う。胸を引き上げておなかで呼吸する。

Challenge

138 花輪のポーズⅡ
マーラ・アーサナⅡ

2から、両腕を脚の外側から背中に回し、手のひらを腰に当てる。前屈して額を床につける。

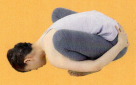

137 花輪のポーズⅠ
マーラ・アーサナⅠ

2から、両腕を脚の外側から背中に回す。上体を前傾させて背中で両手を組む。

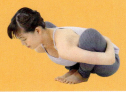

Paripurna Navasana **139**

舟のポーズ

パリプールナ・ナーヴァ・アーサナ

Level ★★★

体をV字形にして座り、バランスをとるポーズ。V字形にキープするには、おなかと太ももの筋肉が使われるので、ウエストや脚の引き締めに絶大な効果を発揮します。

ココを意識しよう

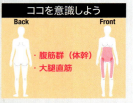

- 腹筋群（体幹）
- 大腿直筋

効果

- ウエスト、脚を引き締める
- 胃の調子を整える
- 腹筋群の強化

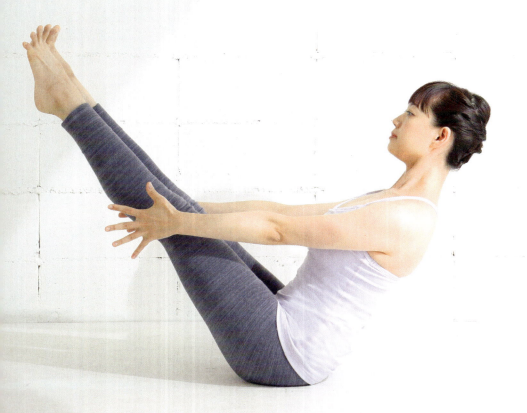

座位

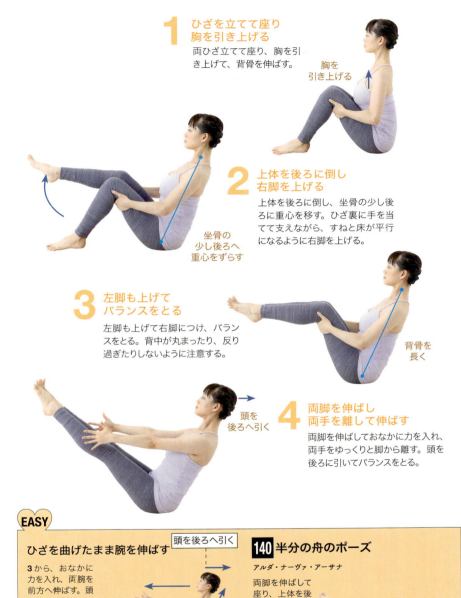

1 ひざを立てて座り胸を引き上げる
両ひざ立てて座り、胸を引き上げて、背骨を伸ばす。

胸を引き上げる

2 上体を後ろに倒し右脚を上げる
上体を後ろに倒し、坐骨の少し後ろに重心を移す。ひざ裏に手を当てて支えながら、すねと床が平行になるように右脚を上げる。

坐骨の少し後ろへ重心をずらす

3 左脚も上げてバランスをとる
左脚も上げて右脚につけ、バランスをとる。背中が丸まったり、反り過ぎたりしないように注意する。

背骨を長く

4 両脚を伸ばし両手を離して伸ばす
両脚を伸ばしておなかに力を入れ、両手をゆっくりと脚から離す。頭を後ろに引いてバランスをとる。

頭を後ろへ引く

EASY
ひざを曲げたまま腕を伸ばす
3から、おなかに力を入れ、両腕を前方へ伸ばす。頭を後ろに引いてバランスをとる。

頭を後ろへ引く
両手を前方へ伸ばす
体側を長く保つ

140 半分の舟のポーズ
アルダ・ナーヴァ・アーサナ

両脚を伸ばして座り、上体を後ろへ倒しながら両脚を上げる。脚の角度が30～35度のところでキープする。

139 舟のポーズ
140 半分の舟のポーズ

151

聖者マリーチのポーズ I

マリーチ・アーサナ I

Marichyasana I

Level ★★★

片ひざを包むように後ろで手を組んで前屈するポーズ。坐骨で体を安定させると前屈がより深まります。両手を背中で組めない場合は、伸ばしている脚の横に手を置いて練習しましょう。

ココを意識しよう

Back　Front
- 脊柱起立筋群
- 臀筋群
- 大腿四頭筋
- ハムストリングス
- 内転筋群

効果
- 副交感神経を優位にする
- 姿勢を整える
- 股関節、肩関節を柔軟にする

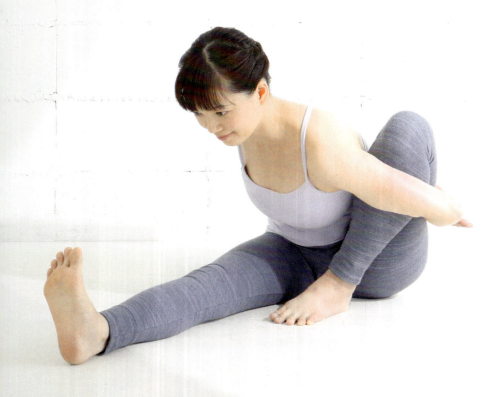

座位

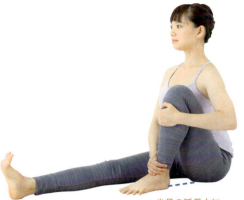

1 杖のポーズから
左ひざを曲げて寄せる
杖のポーズ（P.28）をとり、左ひざを立てて胸のほうに引き寄せる。左のかかとは坐骨の延長上に置く。

坐骨の延長上にかかとを置く

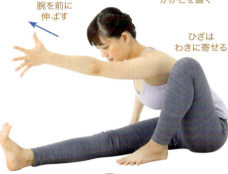

腕を前に伸ばす

ひざはわきに寄せる

2 腕を伸ばしながら
上体を前方へ倒す
左腕を伸ばしながら、上体を両もものつけ根から前へ倒す。

3 背中で右の手首を持ち
上体を倒す
左腕を左脚の外側から背中に回し、右腕も背中に回す。左手で右の手首を持ち、右ひざを曲げないようにして上体を前へ倒す。

背中で右の手首を持つ

反対側も同様に行う

Challenge

142 聖者マリーチのポーズⅡ

マリーチ・アーサナⅡ

杖のポーズから右足を左もものつけ根に置く。左ひざを立てて両手を背中に回して組み、前屈する。

141 聖者マリーチのポーズⅠ
142 聖者マリーチのポーズⅡ

鷺(さぎ)のポーズ

Kraunchasana 143

クラウンチャ・アーサナ

Level ★★★

片脚を曲げて座り、もう片方の足を手で持って伸ばすポーズ。伸ばしている脚のハムストリングス、反対側の大腿四頭筋がストレッチされます。脚を体に引き寄せることで腹部に圧がかかるので内臓がマッサージされたようになり、機能がアップします。

ココを意識しよう

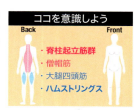

Back / Front
- 脊柱起立筋群
- 僧帽筋
- 大腿四頭筋
- ハムストリングス

効果
- もも裏の柔軟性を高める
- 内臓の機能を高める
- 姿勢を整える

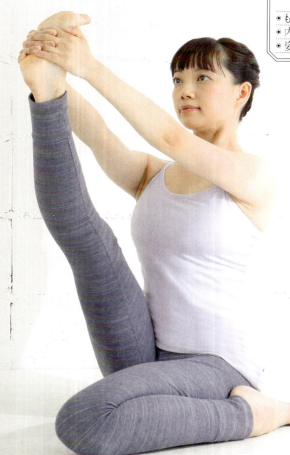

座位

1 杖のポーズから左ひざを曲げる
杖のポーズ（P.28）をとり、左ひざを曲げて、かかとをお尻の横につける（左側だけ英雄座〈P.18〉になる）。

2 右ひざを曲げて両手で足裏を持つ
右ひざを曲げ、足裏を両手で包むように持ち、胸のほうへ引き寄せる。

足裏を両手で持つ

3 ゆっくりと脚を上に伸ばしていく
ゆっくり右ひざを伸ばして脚を上げる。おなかから伸ばすつもりで脚を伸ばす。骨盤を立てて背骨を長く保つ。

反対側も同様に行う

おなかから伸ばすつもりで脚を伸ばす

背骨を長く保つ

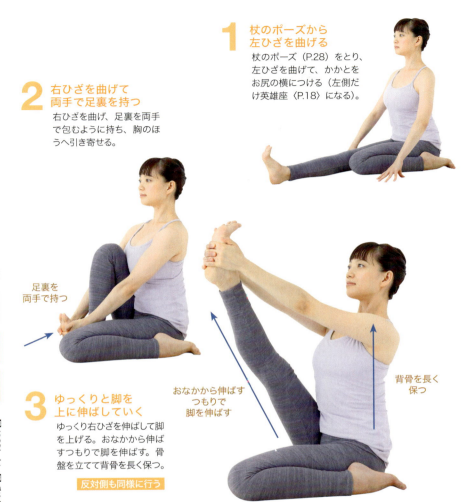

Challenge
145 ねじった鷲のポーズ（両手）
パリヴリッタ・クラウンチャ・アーサナ（両手）
上記のプロセス1〜3を行い、足を持った手を左右入れ替えて、上体をねじる。

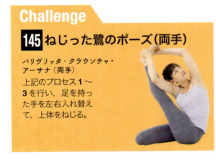

Variation
144 ねじった鷲のポーズ（片手）
パリヴリッタ・クラウンチャ・アーサナ（片手）
上記のプロセス1〜3を行い、脚を上げたほうとは反対側の手で足裏を外側から持ち、上体をねじる。

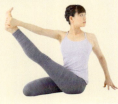

Agnistambhasana 146

薪のポーズ
アグニ・スタンバ・アーサナ

Level ★★★★

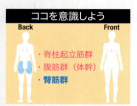

ココを意識しよう
Back　Front
・脊柱起立筋群
・腹筋群（体幹）
・臀筋群

股関節の柔軟性を高め、大臀筋を伸ばすのに効果的なポーズです。お尻の筋肉は、歩くときに必ず使われるので、意外とこりやすく、疲れがたまっています。骨盤と脚をつなぐ大事な筋肉でもあるので、こまめにケアしておくようにしましょう。

効果
- 股関節を柔軟にする
- 腰痛を緩和する
- ストレスの軽減

156

座位

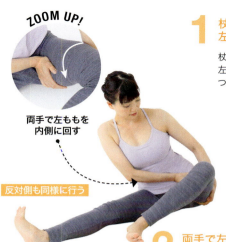

ZOOM UP!
両手で左ももを内側に回す

反対側も同様に行う

1 杖のポーズから左ひざを外に開く
杖のポーズ（P.28）から、左ひざを曲げて外に開き、つま先を立てる。

ひざを横に倒す

2 両手で左ももを内側に回す
両手で左ももを内側に回す。この行程を行っておくと、以降の行程で、左右の脚を重ねやすくなる。

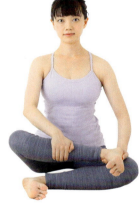

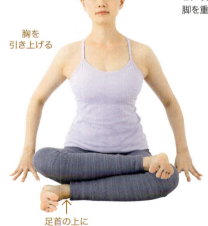

胸を引き上げる

3 左のすねの上に右のすねをのせる
右ひざを曲げて、すねを左のすねにのせる。

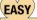
足首の上にひざを重ねる

4 ひざと足首を重ね骨盤を立てる
右の足首の下に左のひざ、左の足首の上に右のひざがくるようにすねを重ねる。両手を腰の横に置き、骨盤を立てて胸を引き上げる。

反対側も同様に行う

EASY

準備のポーズとしてもOK
両ひざを立てて座り、両手を体の後ろに置く。右ひざを曲げて外くるぶしを左ひざにのせる。大臀筋を伸ばせるので、薪のポーズの前に行っても◯。

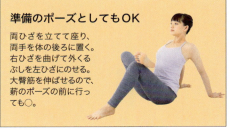

146 薪のポーズ

157

牛の顔のポーズ

Gomukhasana 147

ゴームカ・アーサナ

Level ★★★★

ココを意識しよう
Back　Front
- ローテーターカフ
- 大胸筋
- 上腕三頭筋
- 臀筋群

インナーマッスルとして、肩関節の安定に重要な役割を果たすローテーターカフと、強さを発揮するためのアウターマッスルをバランスよくストレッチするポーズ。肩まわりと股関節の血行を促進し、両方の関節の柔軟性を高めます。

効果
- 股関節、肩関節を柔軟にする
- 呼吸機能を高める
- 肩こりを緩和する

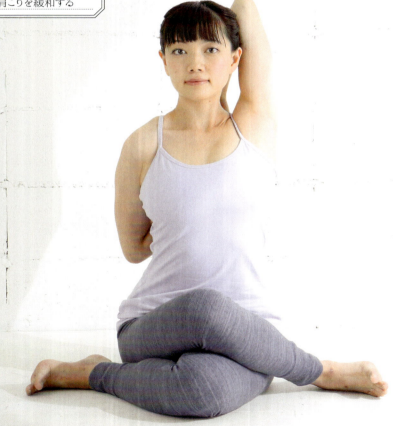

158

> 座位

1 両ひざを立てて座り左脚を床に倒す

両ひざを立てて座り、左ひざを外に開いて、かかとを右のお尻に近づける。

2 左右のひざを体の中央で重ねる

右足を左ももの外側に置いてひざを倒し、左右のひざを体の中央に引き寄せる。

ひざとひざを上下で重ねる

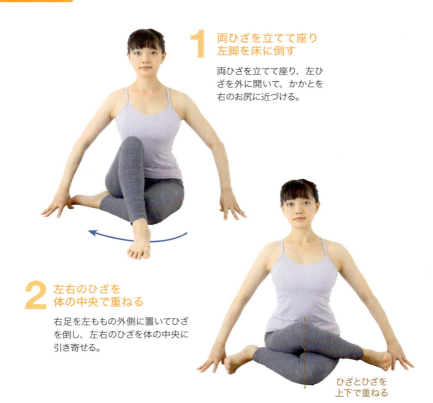

3 両腕を背中に回し両手を組む

左腕を上に伸ばし、肩を後ろに引いてひじを曲げる。右腕を内側に回しながら背中へ回し、両手を組む。

反対側も同様に行う

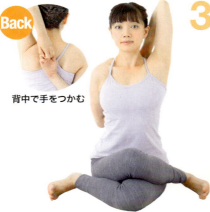

Back
背中で手をつかむ

足首を曲げ
足の外側で押す

Challenge
148 1つ足の牛の顔のポーズ

エーカ・パーダ・ゴームカ・パスチモッターナ・アーサナ

2 から、左脚を前方に伸ばし、両手で足裏をつかんで前屈する。

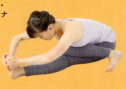

聖者バラドヴァージャのポーズⅡ

Bharadvajasana Ⅱ | 149

バラドヴァージャ・アーサナⅡ　　　Level ★★★★

一方の足を反対側の脚のつけ根に置いて座り、上体をねじるポーズ。ねじることで片方の腹斜筋が強化され、反対側の腹斜筋はストレッチされるので、わき腹のラインをスッキリさせます。

ココを意識しよう

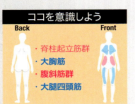

Back　　　Front
- 脊柱起立筋群
- 大胸筋
- 腹斜筋群
- 大腿四頭筋

効果
- ウエストを引き締める
- 姿勢を整える
- 股関節の柔軟性を高める

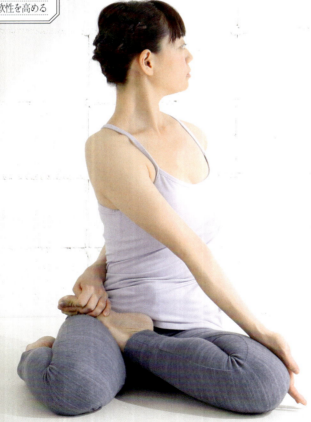

座位

1 杖のポーズから左ひざを曲げる

杖のポーズ（P.28）をとり、右ひざを曲げてかかとをお尻の横に置き、左ひざを立てる。右のつま先は立てずに足の甲を床につける。

お尻のすぐ横にかかとを置く

2 左足の甲を右もものつけ根にのせる

両手で左脚を持ち、足の甲を右もものつけ根に引き寄せてのせる。

足裏を右もものつけ根へ引き寄せる

3 右手で左ひざを押し上体を深くねじる

上体を左側にねじり、左手を背中に回して左足の甲をつかむ。右手で左のひざを押しながら、さらに上体をねじる。

反対側も同様に行う

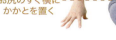

手で脚を押して上体をねじる

Challenge
150 ヨギの杖のポーズ
ヨガダンダ・アーサナ

1から両手で左足裏を持ち、わきの下の外から後ろへ引く。左の上腕を足裏に当て、腕を内旋させて背中に回した反対側の手をつかむ。

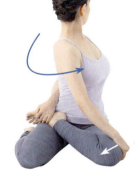

EASY
ブランケットを脚の下に敷く

左ひざが床から浮く場合は、上体をねじるほうの脚の下に厚さ約5cmに畳んだブランケットを敷いて行う。

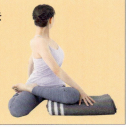

149 聖者バラドヴァージャのポーズⅡ　150 ヨギの杖のポーズ

聖者マリーチのポーズⅢ

Marichyasana Ⅲ / 151

マリーチ・アーサナⅢ　　　　　　　　　　Level ★★★★

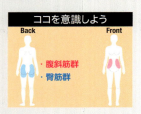

ココを意識しよう
- 腹斜筋群
- 臀筋群

効果
- 肩関節を柔軟にする
- 腰痛を緩和する
- ウエストを引き締める

聖者マリーチのポーズは4種類あり、ⅠとⅡ（P.152、153）が前屈、ⅢとⅣ（P.163）がねじりのポーズになります。このポーズには、ウエストの引き締めや肩関節の柔軟性を高める効果があります。

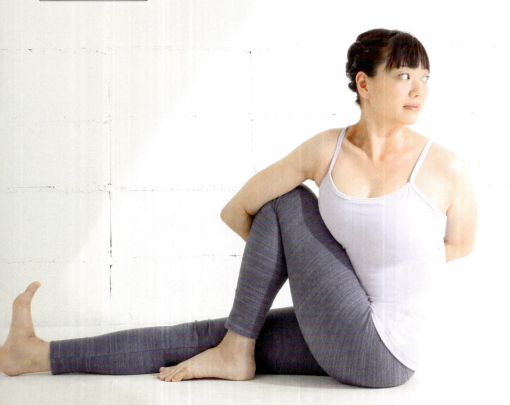

座位

1 杖のポーズから左足のかかとを寄せる

杖のポーズ（P.28）をとり、左ひざを立てて、かかとをお尻のほうに引き寄せる。

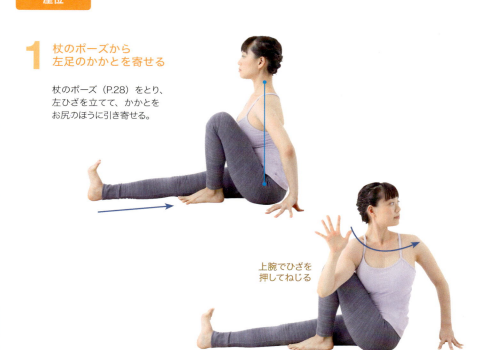

上腕でひざを押してねじる

2 右の上腕でひざを押して左にねじる

右ひじを曲げ、左ひざの外側に右の上腕をかける。腕でひざを押しながら上体を左へねじる。

腕を内側に回して背中で両手を組む

3 両腕を背中に回し手を組む

右腕を左ひざの外側にかけたまま背中へ回す。左手も背中に回して両手を組む。

反対側も同様に行う

Challenge
152 聖者マリーチのポーズⅣ

マリーチ・アーサナⅣ

杖のポーズから右ひざを曲げて足の甲を左の太もものつけ根にのせる（半蓮華座の脚、P.19）。そして **1**〜**3** のプロセスを行う。

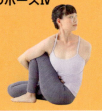

片脚を伸ばしてねじるポーズ

Parivrtta Janu Sirsasana 153

パリヴリッタ・ジャーヌ・シールシャ・アーサナ Level ★★★★

ココを意識しよう

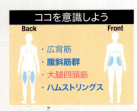

- 広背筋
- 腹斜筋群
- 大腿四頭筋
- ハムストリングス

片脚を伸ばし、体側を伸ばしながらねじるポーズです。背骨周辺の血行がよくなり、体幹部の筋肉がほぐれるので、内臓の働きが活性化。呼吸も深まります。両手で足をつかむのがむずかしい場合は、上側の手は上方へ伸ばすだけでもOKです。

効果

- 股関節を柔軟にする
- 内臓の機能を高める
- 呼吸機能を高める

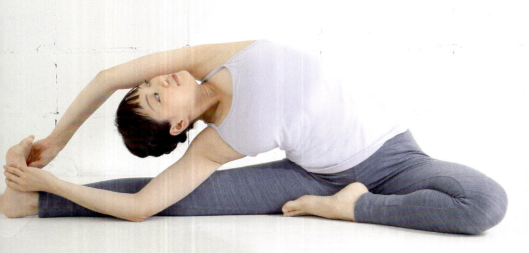

座位

1 杖のポーズから左ひざを外へ開く

杖のポーズ（P.28）をとり、左ひざを立てて外側に開く。右足は横に伸ばし、左つま先を右ももの内側に当てる。

つま先を内ももにつける

2 左腕を頭上に上げ体側を伸ばす

右手を右脚の内側につき、左腕を上に伸ばして上体を右に倒す。

体側を伸ばす

体側を伸ばしながら左にねじる

座骨を下ろす

ひじを曲げて体側を伸ばす

3 上体を右に倒し両手で足裏をつかむ

上体を右に倒し、左手で右の足裏をつかむ。体側をしっかり伸ばすことを意識する。左手で足をつかめたら、右手でも足をつかむ。

反対側も同様に行う

Variation
154 座って開脚してねじるポーズ
パリヴリッタ・ウパヴィシュタ・コーナ・アーサナ

杖のポーズから、両脚を大きく開き、2〜3のプロセスを行う。

EASY
腕を上げて横に倒す

このポーズがむずかしい場合は、腕を上げ、上体をできる範囲で伸ばしている脚のほうへ倒す。

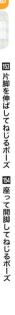
153 片脚を伸ばしてねじるポーズ　154 座って開脚してねじるポーズ

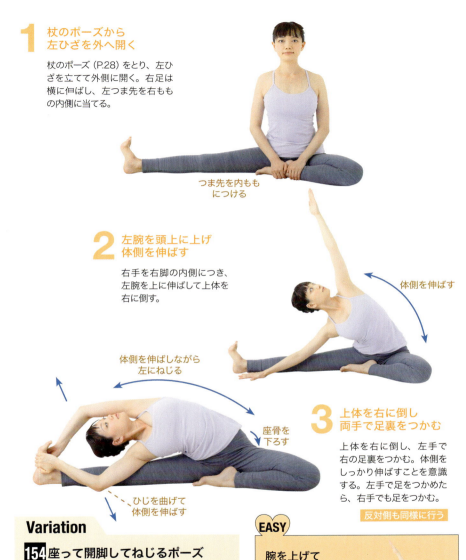

165

ねじった前屈のポーズ

Parivrtta Paschimottanasana 155

パリヴリッタ・パスチモッターナ・アーサナ　　Level ★★★★

両脚を伸ばして上体をねじるポーズ。腹部の筋肉をほぐすほか、前屈の姿勢によって腹部への圧も加わるので、内臓の調子が整い、疲れを取り除きます。

ココを意識しよう

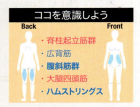

- 脊柱起立筋群
- 広背筋
- 腹斜筋群
- 大腿四頭筋
- ハムストリングス

効果

- 内臓の機能を高める
- 消化機能を高める
- 副交感神経を優位にする

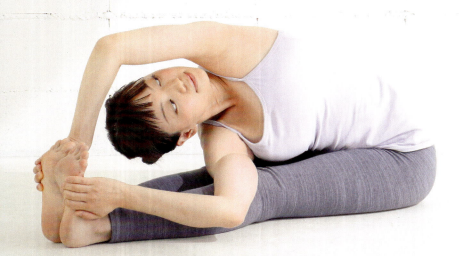

座位

1 上体を左へねじり 右手で左足をつかむ

杖のポーズ（P.28）をとり、上体を左側へねじりながら前へ倒す。右ひじを左すねの外側に置き、右手で左足の外側をつかむ。

右手で左足の外側を持つ

2 左手を上げ 体側を伸ばす

左手を上に伸ばし、体側を伸ばす。

体側を伸ばす

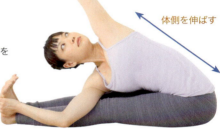

3 左手で右足をつかみ 胸を左へねじる

左手を下ろして、右の足裏を外側からつかむ。胸を左側に引き上げるようにねじって、目線を上に向ける。

反対側も同様に行う

左ひじをを曲げることでねじりを深める

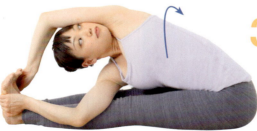

EASY

両脚を伸ばして上体をねじる

杖のポーズから右手を左足首の外側に置き、上体を左へねじる。

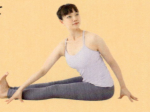

両ひざを曲げて上体をねじる

杖のポーズから両ひざを曲げ、右手で左足の外面をつかみ、上体を左へねじる。

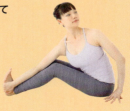

日時計のポーズ

Surya Yantrasana 156

スーリヤ・ヤントラ・アーサナ

Level ★★★☆

片ひざを曲げて座り、横に伸ばした足を頭上からつかむポーズ。伸ばしている脚のハムストリングスをストレッチできます。腕に体重をかけながら反対側の体側を伸ばすので呼吸も深まります。

ココを意識しよう

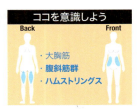

- 大胸筋
- 腹斜筋群
- ハムストリングス

効果

- 股関節を柔軟にする
- 呼吸機能を高める
- 姿勢を整える

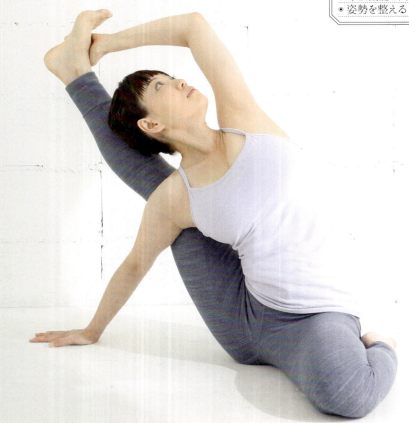

座位

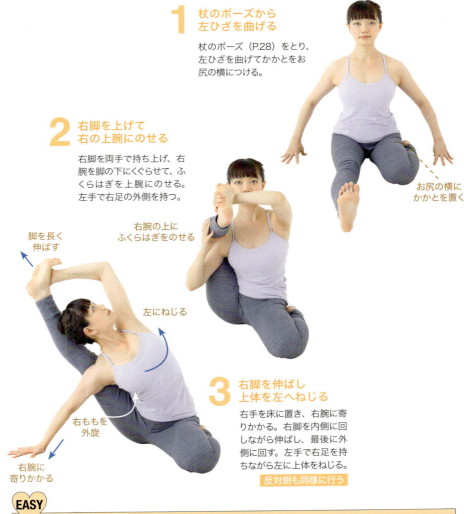

1 杖のポーズから左ひざを曲げる
杖のポーズ（P.28）をとり、左ひざを曲げてかかとをお尻の横につける。

お尻の横にかかとを置く

2 右脚を上げて右の上腕にのせる
右脚を両手で持ち上げ、右腕を脚の下にくぐらせて、ふくらはぎを上腕にのせる。左手で右足の外側を持つ。

右腕の上にふくらはぎをのせる

脚を長く伸ばす

左にねじる

右ももを外旋

右腕に寄りかかる

3 右脚を伸ばし上体を左へねじる
右手を床に置き、右腕に寄りかかる。右脚を内側に回しながら伸ばし、最後に外側に回す。左手で右足を持ちながら左に上体をねじる。

反対側も同様に行う

EASY

158 日時計のポーズ（準備）
スーリヤ・ヤントラ・アーサナ（準備）
1で、左ひざを立てて外側に開く。右手で右の足裏を持ち、斜め上へ伸ばす。

157 日時計のポーズ（簡易版）
スーリヤ・ヤントラ・アーサナ（簡易版）
1で、左ひざを立てて外側に開く。土台である坐骨を安定させながら、2〜3を行う。

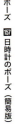

猿神のポーズ

Hanumanasana 159

ハヌマーン・アーサナ

Level ★★★★

ココを意識しよう

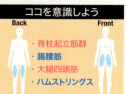

- 脊柱起立筋群
- 腸腰筋
- 大腿四頭筋
- ハムストリングス

脚を前後に開脚し、両腕を頭上に伸ばすポーズ。前脚のハムストリングス、後ろ脚の腸腰筋をストレッチし、股関節の柔軟性を高めます。力ずくで脚を開こうとすると、ひざやハムストリングスを痛めることもあるので、注意深く行いましょう。

効果
- 股関節を柔軟にする
- 姿勢を整える
- 腰痛を緩和する

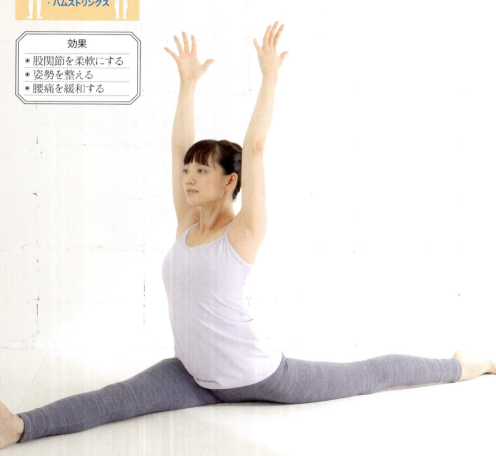

座位

1 両手と両ひざを床につけ 右足を一歩前へ

両手、両ひざを床につける。両手は、肩幅程度に開いて床につけ、両ひざは腰幅に開く。右足を前にふみこむ。

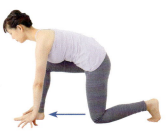

2 ゆっくりと脚を 前後に開いていく

ゆっくりと右のかかとを前にスライドする。両脚を中心に寄せるように力を入れながら脚を開いていく。

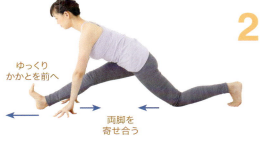

ゆっくり
かかとを前へ

両脚を
寄せ合う

3 左右のももを 床につける

できる人は、左右のももを床につける。両脚を中心に寄せるようにし、後ろに伸ばした左脚は、ももを内旋させると伸ばしやすい。

左ももを
内旋

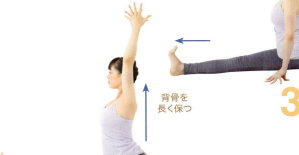

背骨を
長く保つ

4 両手を上に伸ばし 背骨を伸ばす

両手を上に伸ばし、体側を伸ばす。右側の腰を後ろへ、左側の腰を前へ押し、骨盤を前に向ける。

反対側も同様に行う

EASY

お尻の下にブランケットを敷く

慣れないうちは、お尻の下にブランケットを敷き、両手の下にブロックを置いて行う。高さは、ムリのない範囲で調整する。

縄のポーズ

Pasasana 160

パーシャ・アーサナ

Level ★★★★

ひざを曲げてしゃがみ、背後で腕を脚に絡ませるポーズ。このポーズは、足首を柔軟にします。また、腹部へ圧が加わり、内臓がマッサージされるようになるので、その働きがよくなります。

ココを意識しよう

Back
- 脊柱起立筋群
- 僧帽筋
- 腹斜筋群
- 大臀筋
- 大腿四頭筋

Front

効果
- 肩関節を柔軟にする
- 内臓の機能を高める
- 足首の柔軟性を高める

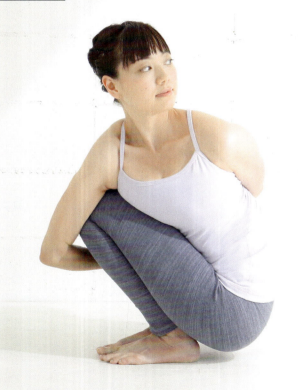

座位

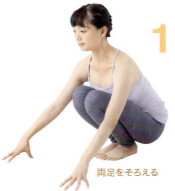

1 両足をそろえてしゃがむ

両足をそろえてしゃがみ、両手を前に下ろす（先に手をついてからしゃがんでもOK）。

両足をそろえる

上腕で左ももを外へ押してねじる

2 上体を左へねじる

左手を床に下ろしたまま、右の上腕を左ひざの外側に当てて上体を左にねじる。ひじでひざを押しながら、さらに上体を深くねじる。

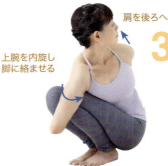

肩を後ろへ

上腕を内旋し脚に絡ませる

3 両腕を後ろで組む

右腕を内側に回して脚に絡ませ、左腕を背中に回して両手を組む。

反対側も同様に行う

160 縄のポーズ

EASY

右腕を右ひざの内側から回す

3で、右の上腕を右ひざに絡ませて上体をねじる。両ももを閉じたまま左肩を後ろへ引く。

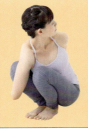

ブロックの補助を入れる

このポーズがむずかしい人は、お尻と後ろについた手の下にブロックを置き、2のプロセスまで行う。

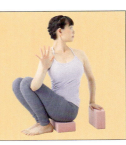

173

亀のポーズ

Kurmasana 161

クールマ・アーサナ

Level ★★★★★

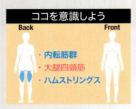

ココを意識しよう
- 内転筋群
- 大腿四頭筋
- ハムストリングス

効果
- 内臓の機能を高める
- 股関節の柔軟性を高める
- ストレスの軽減

甲羅から手足を伸ばした亀のような形になるポーズ。ひざを伸ばした姿勢で、股関節の柔軟性を高めます。両腕を伸ばしていくほどに上半身が前屈されていくので、少しずつ行っていきましょう。

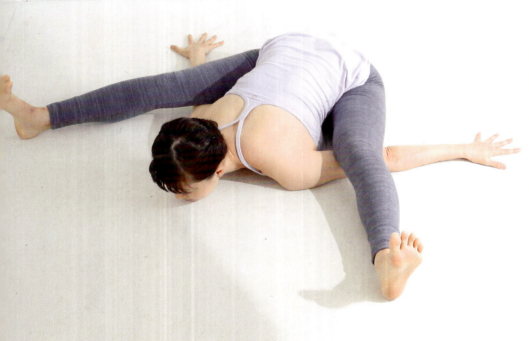

座位

1 ひざを立てて座り、上体を前に倒す

両ひざを立てて座り、背骨を伸ばして骨盤を立てる。両足を大きく開き、背骨を伸ばしたまま両手を前に歩かせ、上体を前に倒す。

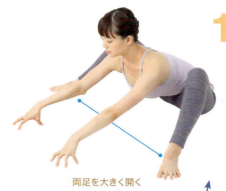

両足を大きく開く

2 両腕をひざの下に入れ上体を前に倒す

両腕を両ひざの下に入れ、斜め後ろへ伸ばす。背骨を長く保ったまま、前屈する。

両腕を両ひざの下に入れ斜め後ろに伸ばす

かかとを突き出すように脚を伸ばす

3 かかとを前に押し出し両脚を伸ばす

かかとを前方へ押し出すように両脚を伸ばす。ひざを伸ばすほど、上半身が前へ倒れていく。

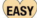

EASY

足首をつかみ骨盤を立てる

両ひざを立てて座り、足を大きく開く。両手で足首を持ち、骨盤を立てて背骨を伸ばす。

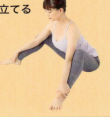

161 亀のポーズ

175

Parivrtta Supta Padangusthasana

あお向けでねじるポーズ（脚を絡ませる）

パリヴリッタ・スプタ・パーダーングシュタ・アーサナ（脚を絡ませる）　　Level ★

あお向けで両脚を絡めて倒すポーズ。わき腹とお尻へのストレッチ効果があり、歩行時に骨盤を支える中臀筋をストレッチすることができます。体の疲れをとる効果もあるので、練習後のクールダウンなどにおすすめです。

ココを意識しよう

Back　　Front

・腹斜筋群
・中臀筋

効果

- ウエストを引き締める
- 疲労回復
- 腰痛を緩和する

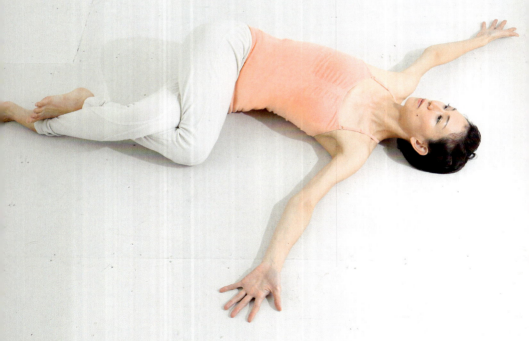

あお向け

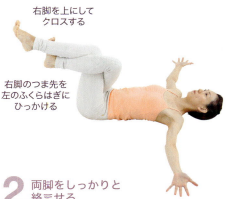

右脚を上にして
クロスする

右脚のつま先を
左のふくらはぎに
ひっかける

両腕を真横へ
広げる

2 両脚をしっかりと絡ませる

両膝を持ち上げ、右脚を左脚へ絡ませて、つま先をふくらはぎにかける。

1 ひざを立てて両腕を真横に広げる

あお向けになり、両足をそろえてひざを立てる。両腕は、手のひらを上に向けて、肩の高さで真横に広げる。

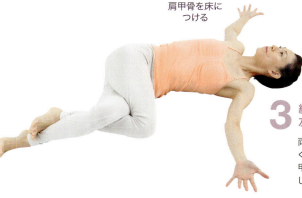

肩甲骨を床につける

3 絡ませた両脚を左へ下ろす

両脚を絡ませたまま、ゆっくりと左に下ろす。右の肩甲骨は床につけておき、ねじりを深める。

反対側も同様に行う

Variation

164 あお向けでねじるポーズ（片ひざを曲げる）
パリヴリッタ・スプタ・パーダーングシュタ・アーサナ（片ひざを曲げる）

1から、左脚を伸ばす。右足を左ももの上に置き、右膝を左に倒す。左手で右ひざを押さえる。

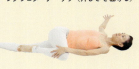

163 ワイパーのポーズ
ヴィシュヴァ・ヴァジュラ・アーサナ

1から、両足を腰幅の2倍に開き、両脚を左へ倒していく。

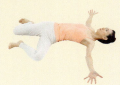

177

Matsyasana 165

魚のポーズ

マツヤ・アーサナ

Level ★★

あお向けで上半身を後屈させるポーズ。胸が大きく開き、背骨も伸びるので、呼吸機能の改善、肩こりの緩和、猫背の改善などに役立ちます。

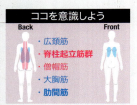

ココを意識しよう
Back　Front
・広頚筋
・**脊柱起立筋群**
・僧帽筋
・大胸筋
・**肋間筋**

効果
- 呼吸機能を改善する
- 首や肩のこりを緩和する
- 姿勢を整える

あお向け

1 あお向けになり、上腕を床につける

あお向けになり、両足をそろえる。両ひじを直角に曲げて上腕を床につける。

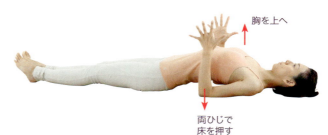

2 両ひじで床を押し胸を引き上げる

両腕で床を押しながら、胸を引き上げていく。

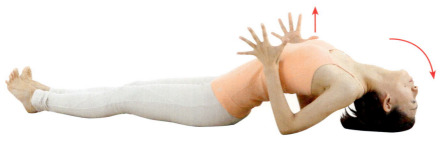

胸を上へ

両ひじで床を押す

3 上体を引き上げ頭頂部を床につける

両ひじで床を押しながら、上体を引き上げて頭頂部を軽く床につける。頭ではなく、ひじで体重を支える。

両ひじでほとんどの重みを支える

頭頂を軽く床につける

Challenge

166 脚を遠くへ伸ばすポーズ

ウッターナ・パーダ・アーサナ

3 から、両脚を床から45度のところまで上げる。脚とできるだけ平行に両腕を伸ばし、手を合わせる。

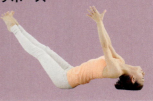

165 魚のポーズ　166 脚を遠くへ伸ばすポーズ

179

Supta Virasana 167

あお向けの英雄のポーズ

スプタ・ヴィーラ・アーサナ

Level ★★

英雄座（P.18）の姿勢であお向けになるポーズ。太ももの前面をストレッチできるので、就寝前に行うと、翌朝脚がすっきりします。腹部と骨盤周辺も心地よく伸ばすことができ、消化を促進し、内臓の働きを高めます。

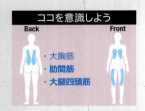

ココを意識しよう
Back　Front
・大胸筋
・肋間筋
・大腿四頭筋

効果
● 脚のむくみを緩和する
● 内臓の機能を高める
● 腰痛を緩和する

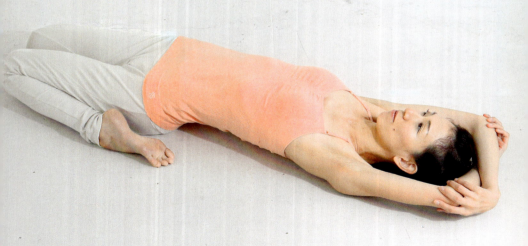

あお向け

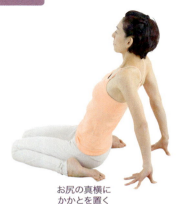

1 割座になり、両手を体の後ろに下ろす

正座になり、左右のふくらはぎを外側に開いてお尻を床につける（英雄座／P.18参照）。

お尻の真横にかかとを置く

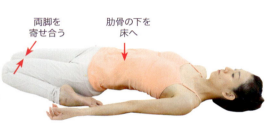

2 ゆっくりと上体を後ろに下ろす

手を後方へ歩かせながら、ゆっくりと上体を後ろに倒し、肋骨の下を床へ下ろす。背中で呼吸を意識する。

両脚を寄せ合う　　肋骨の下を床へ

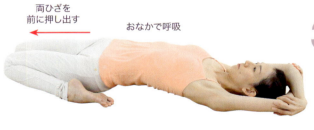

両ひざを前に押し出す　　おなかで呼吸

3 両腕を引き上げ頭の上でひじを持つ

両腕を頭上に伸ばし、左右の手でそれぞれ反対側のひじを持つ。背中から頭の下までブランケットを敷くと両ひざが床へ下りやすくなる。

Challenge

168 あお向けで片脚を上げた英雄のポーズ

エーカ・パーダ・スプタ・ヴィーラ・アーサナ（片脚を上げる）

2から、右脚を持ち上げ、両手をひざ裏に当てる。ゆっくりとひざを伸ばして上げていく。

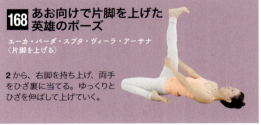

EASY

片ひざを伸ばして行う

1〜3のプロセスを、右ひざを伸ばして行う。両ひざを曲げて体を後ろに倒すのがツライ人、または、両ひざが浮く人におすすめ。

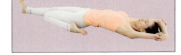

167 あお向けの英雄のポーズ
168 あお向けで片脚を上げた英雄のポーズ

Sucirandhrasana 169

針の穴のポーズ

スチランドラ・アーサナ

Level ★★

足首をのせているほうの大臀筋がストレッチされるポーズ。仙骨を床へ下ろし、手で持っている脚のひざを直角に開いて引き寄せると、大臀筋がよりストレッチされます。

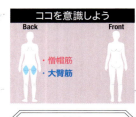

ココを意識しよう
Back　　　Front
・僧帽筋
・大臀筋

効果
- 股関節を柔軟にする
- 腰痛を緩和する
- リラックスする

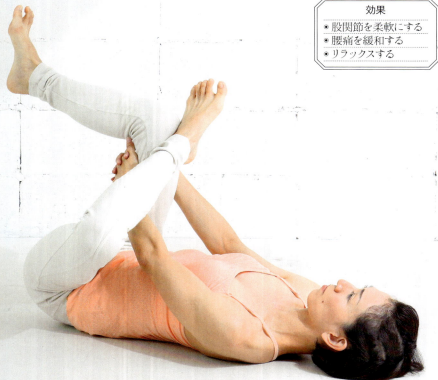

182

あお向け

1 あお向けになり両ひざを立てる

あお向けになり、両足をそろえてひざを立てる。両腕は体の横に自然に開く。

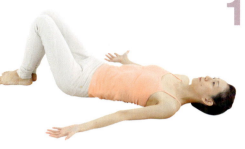

2 右ももに左の足首をのせる

左脚を持ち上げ、外くるぶしを右ももにのせる。左足のつま先は、立てておく。

左の外くるぶしを右ももにのせる

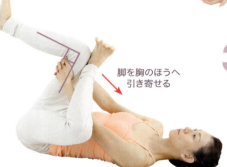

3 両手で右ももを抱え胸へ引き寄せる

両手で右ももの裏側を持ち、胸へ引き寄せる。このとき、仙骨を床から浮かせないようにする。

脚を胸のほうへ引き寄せる

反対側も同様に行う

POINT
つま先は伸ばさない

2〜3では、足首を曲げ、つま先を立てること。そうすることで、すねの筋肉が活性化し、ひざの関節を守る。

つま先を立てる

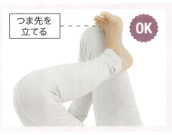 OK

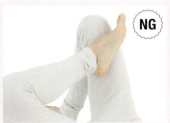 NG

ハッピーベイビー

Dvi Pada Yoganandasana

ドゥヴィ・パーダ・ヨガナンダ・アーサナ

Level ★★

天井に向けた足を床へ向けて手で押し、股関節を開くポーズ。股関節を気持ちよくストレッチすることができるので、心身がリラックスし、眠りにつきやすくなります。

ココを意識しよう

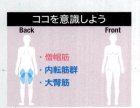

- 僧帽筋
- 内転筋群
- 大臀筋

効果

- 股関節を柔軟にする
- 腰痛を緩和する
- 神経系を鎮める

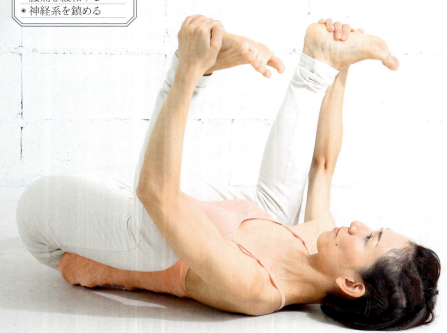

あお向け

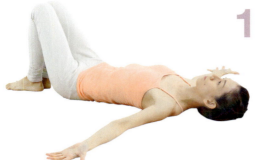

1 あお向けになり
両ひざを立てる

あお向けになり、両足をそろえてひざを立てる。

2 手で足裏を
外側から持つ

両脚を持ち上げ、ひざを少し外側へ開く。右手で右の足裏を、左手で左の足裏を外側からつかむ。

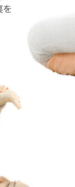

両手で足裏を
外側から持つ

ひざを少し
外側へ開く

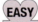

ひざをわきの下の外へ開き
床へ近づける

3 手で足裏を押し
両ひざを床へ近づける

両手で足裏を押し、両ひざをわきの下の外側に開いて床へ近づける。

EASY

片ひざを
立てて行う

片ひざを立て、2〜3を片脚ずつ行う。両脚を同時に行うことがむずかしい人におすすめ。

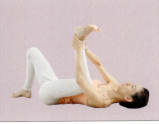

橋のポーズ

Setu Bandha Sarvangasana 171

セツ・バンダ・サルワーンガ・アーサナ

Level ★★

あお向けで後屈して、橋の形のアーチをつくるポーズ。下半身の筋肉を鍛えながら胸を開き、呼吸を深めます。

ココを意識しよう

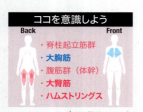

Back　Front
- 脊柱起立筋群
- 大胸筋
- 腹筋群（体幹）
- 大臀筋
- ハムストリングス

効果
- 背中、お尻を引き締める
- 姿勢を整える
- 気持ちを前向きにする

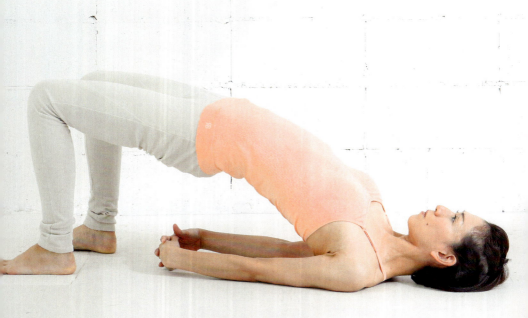

| あお向け |

1 両ひざを立てて上腕を床につける

あお向けになり、両ひざを立てる。両足は腰幅に開き、かかとをお尻に近づけて、ひざの真下に置く。ひじを曲げて床を押し、胸を上げる。

ひざの真下に足を置く

2 上腕で床を押しながらお尻を持ち上げる

足裏でしっかり床を踏みしめ、お尻を持ち上げる。

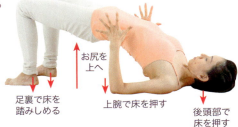

お尻を上へ
足裏で床を踏みしめる
上腕で床を押す
後頭部で床を押す

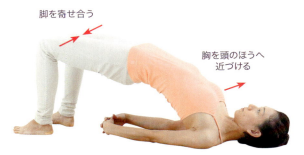

脚を寄せ合う
胸を頭のほうへ近づける

3 ひじを伸ばし背中の下で両手を組む

ひじを伸ばし、肩甲骨を引き寄せて両手を組む。組んだ両手で床を押し、胸を引き上げる。

POINT
ひざを外側へ開かない

3でひざが開くと、下半身の筋肉をバランスよく強化＆ストレッチできない。左右の脚を寄せ合うようにしよう。

ひざが開く　NG

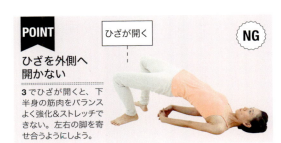

171 橋のポーズ

おなかをねじるポーズ

Jathara Parivartanasana 172

ジャタラ・パリヴァルタナ・アーサナ

Level ★★★

両脚をそろえて横に倒し、ウエストをねじって腹筋群を強化するポーズ。腹部と両脚全体に力を入れて行うことが上達の秘訣です。

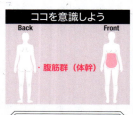

ココを意識しよう
Back　　Front
・腹筋群（体幹）

効果
- 腹筋を強化する
- ひざの痛みを緩和する
- ウエスト、お尻を引き締める

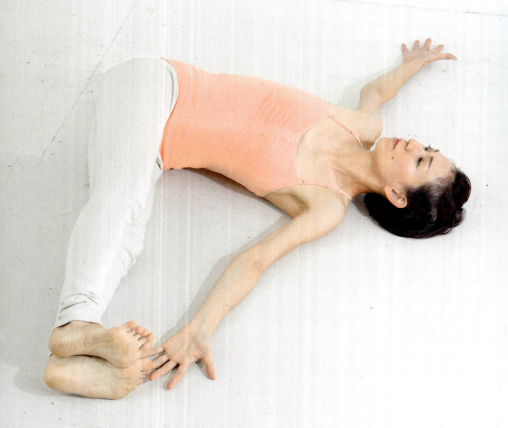

あお向け

1 あお向けになり両手を真横に広げる

あお向けになり、両脚をそろえる。両腕は手のひらを上に向けて、肩の高さで真横に広げる。

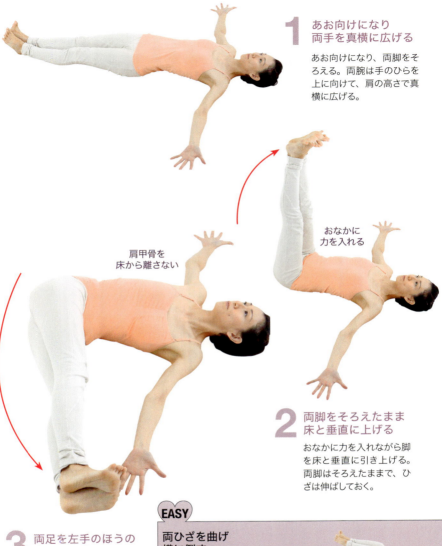

肩甲骨を床から離さない

おなかに力を入れる

2 両脚をそろえたまま床と垂直に上げる

おなかに力を入れながら脚を床と垂直に引き上げる。両脚はそろえたままで、ひざは伸ばしておく。

3 両足を左手のほうの床に下ろす

左右の肩甲骨を床につけたまま、両脚を左へゆっくり下ろす。このとき、腹筋を意識して動かす。

反対側も同様に行う

EASY 両ひざを曲げ横に倒す

腹筋を使い慣れていない人は、両ひざを曲げて **2〜3** のプロセスを行う。

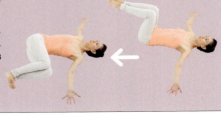

172 おなかをねじるポーズ

189

あお向けで足指を持つポーズ

Supta Padangusthasana 173

スプタ・パーダーングシュタ・アーサナ　　　Level ★★★

あお向けで持ち上げた脚を手で引き寄せ、脚の裏側全体を伸ばすポーズ。下半身の血行がよくなり、冷えやむくみが改善します。

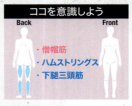

ココを意識しよう
Back　　Front
・僧帽筋
・ハムストリングス
・下腿三頭筋

効果
- 冷えやむくみを改善する
- 股関節を柔軟にする
- リラックスする

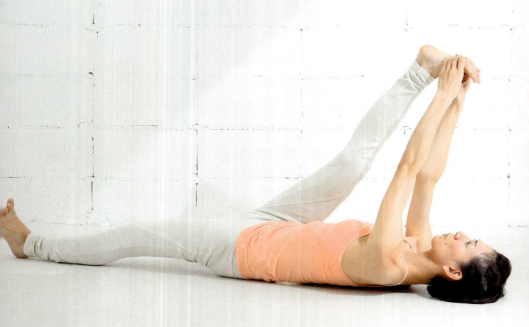

あお向け

1 両脚をそろえて両腕は体の横に開く

あお向けになり、両脚をそろえる。

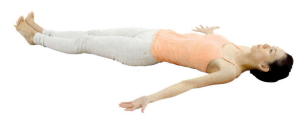

2 右ひざを胸のほうへ引く

両手で右ももの裏側を持ち、胸へ引き寄せる。

3 両手で足裏を持ち頭のほうへ近づける

両手で右の足裏を持ち、脚を伸ばして頭のほうへ近づける。左脚が床から浮かないよう、ももを内側に回し、脚裏を床につける。

脚を伸ばす
左ももを内旋
かかとを浮かせない

反対側も同様に行う

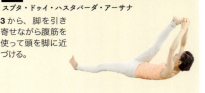

Variation

174 あお向けで脚と頭を近づけるポーズ
スプタ・ドゥイ・ハスタパーダ・アーサナ

3から、脚を引き寄せながら腹筋を使って頭を脚に近づける。

Variation

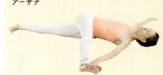

176 あお向けでねじって脚を倒すポーズ
パリヴリッタ・スプタ・パーダングシュタ・アーサナ

3から右手を床につけ、左手で右足の甲を外側から持ち、脚を左側へ倒していく。右の肩甲骨が床から浮かないように行う。

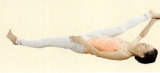

175 あお向けで脚を外側に開くポーズ
スプタ・パーダングシュタ・アーサナ
（脚を外側に倒す）

3から右手で右足の甲を外側からつかみ、外側へ倒す。左手で左のお尻が浮かないよう左ももを押さえておく。

こんなときはどうする？

YOGA Q&A

Q 体が硬い私。ヨガには向いてない？

A 体が硬い人ほどヨガに向いています

体がやわらかい人は一見できているように見えますが、実はケガをしやすかったり、効果を感じにくいことも。逆に、体が硬い人は、ケガをしにくく、ポーズの効果を感じやすいのです。普段あまり使われていない筋肉や関節を使うことになるので、体の変化をより実感しやすいはずです。

Q 完成ポーズができないときは？

A 軽減ポーズや補助用の道具を使って

大切なことは、ムリに完成ポーズをとろうとして頑張り過ぎないこと。軽減ポーズ（EASY）がある場合は、それを行いましょう。または、ブロックやストラップなど、ポーズを補助してくれるプロップス（道具）を活用して。「継続は力なり」、続けていくことで次第にできるようになります。

Q 筋肉痛でもガマンして行ったほうがいい？

A 心地よくできる範囲で行いましょう

筋肉痛でもヨガのポーズを行うことは可能です。ただ、痛みには個人差があるので、ムリのない範囲で行いましょう。痛みは数日経てば回復するので、回復してから再開してもOK。毎日1ポーズでもいいので続けると体によい変化があります。自分の体調に合わせて継続しましょう。

Q ポーズの最中苦しくて深い呼吸ができません！

A 呼吸筋の硬さが原因！ヨガのポーズでほぐして

普段から呼吸が浅いと、肋間筋や横隔膜といった呼吸筋が硬くなり、ポーズをとっても深い呼吸がしづらくなります。ヨガを習慣化すると、少しずつ呼吸筋が柔軟になっていきます。また、姿勢がよくなることで胸郭が開くので、深い呼吸をしても苦しくなくなるでしょう。

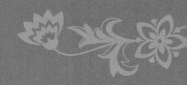

レベルアップを無理なく叶える 上級アーサナ攻略法

P.32〜191までに紹介したものの中から、
難易度の高いアーサナの攻略法を伝授。
ポーズの完成に必要な要素を解説しています。
3段階に分けて練習していけるので、
体がだんだんと変わっていき、
憧れのアーサナがきっとできるようになります。

Level up is granted

手を後ろで組んだねじって体側を伸ばすポーズ（ヒールアップ） Lesson 1

バッダ・パリヴリッタ・パールシュヴァコーナ・アーサナ（ヒールアップ） P.54

> 不安定な体勢で腕を太ももの下から後ろへ回し、両手を組むという難易度の高いポーズ。日常動作で腕を後ろに回すことが少ないため、このポーズができない人も多くいます。攻略の最大のカギは、肩関節の柔軟性。左ページの3ステップを練習していきましょう。

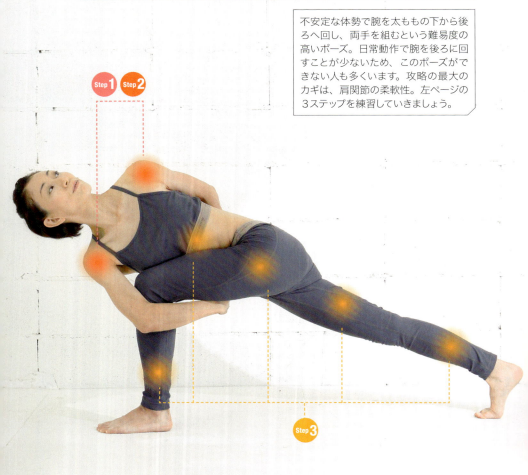

194

牛の顔のポーズ（下の腕のみ）

ゴームカ・アーサナ（下の腕のみ）

Step 1

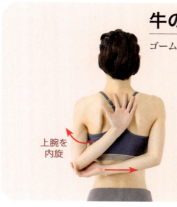

上腕を内旋

Point
・肩まわりの柔軟性を高める

Process P.159

両腕を内側に回す柔軟性を高めるために、**牛の顔のポーズ**の下の腕のみを練習します。ひじを曲げて腕を内側に回し、背中に手の甲を当てて反対側の手で真横に引きます。肩を後ろに引きながら行うことがポイントです。

開脚した前屈のポーズ（手を後ろで組む）

プラサーリタ・パードッターナ・アーサナ（手を後ろで組む）

Step 2

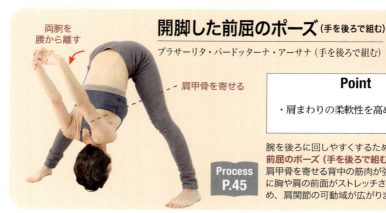

両腕を腰から離す
肩甲骨を寄せる

Point
・肩まわりの柔軟性を高める

Process P.45

腕を後ろに回しやすくするために、**開脚した前屈のポーズ（手を後ろで組む）**を練習します。肩甲骨を寄せる背中の筋肉が強化され、同時に胸や肩の前面がストレッチされてほぐれるため、肩関節の可動域が広がります。

ハイランジ（合掌ねじり）

ハイランジ（合掌ねじり）

Step 3

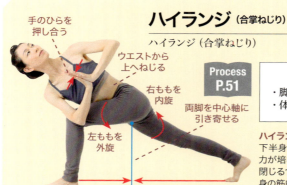

手のひらを押し合う
ウエストから上へねじる
右ももを内旋
両脚を中心軸に引き寄せる
左ももを外旋

Point
・脚力の強化
・体幹をねじる腹筋群の強化

Process P.51

ハイランジ（合掌ねじり）を練習することで、下半身の強さとバランス力、上半身をねじる力が培われます。前後に大きく開いた両脚を閉じるつもりで脚全体に力を入れると、下半身の筋肉が活性化され、安定します。

手で足をつかむポーズ（横に開く）

Lesson 2 P.72

ウッティタ・ハスタ・パーダーングシュタ・アーサナ（横に開く）

> 片足を軸にしてバランスをとり、もう一方の脚を引き上げて横に開く上級ポーズ。ダイナミックに脚を上げていくためには股関節の柔軟性がカギに。また、片足で立つための脚力も必要になります。攻略するには、次の3ステップを練習して。

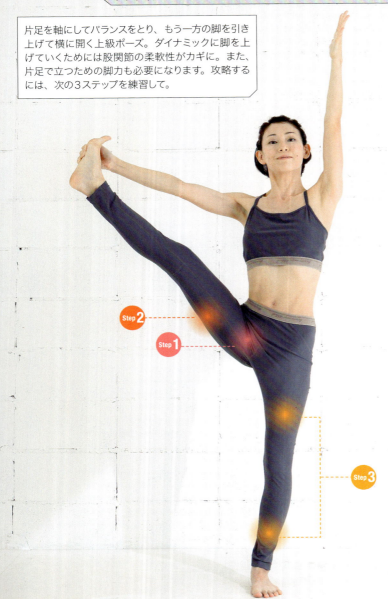

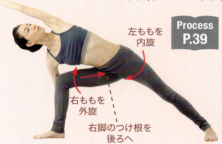

体側を伸ばすポーズ
ウッティタ・パールシュヴァコーナ・アーサナ

Step 1

Process P.39

左ももを内旋
右ももを外旋
右脚のつけ根を後ろへ

Point
・股関節の柔軟性を高める

まずは、股関節の意識を高めながら可動域を広げるために、**体側を伸ばすポーズ**を練習します。前もものつけ根を後ろ足側に十分に引きながら上体を倒すことで、股関節が開くと同時に、両体側がバランスよく伸びます。

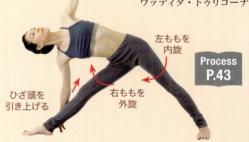

三角のポーズ
ウッティタ・トゥリコーナ・アーサナ

Step 2

Process P.43

ひざ頭を引き上げる
左ももを内旋
右ももを外旋

Point
・股関節の柔軟性を高める
・もも裏、内ももの筋肉を伸ばす

このポーズには、もも裏と内ももの柔軟性も必要。Step1のポーズに入ってから、前ひざを伸ばして**三角のポーズ**に入ると、股関節が開き、上体を倒しやすくなります。前ももを外に回すことで内ももを伸ばすことができます。

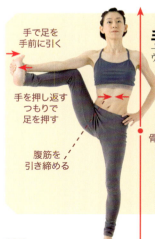

手で足をつかむポーズ（横に開く）の準備
ウッティタ・ハスタ・パーダーングシュタ・アーサナ（横に開く）の準備

Step 3

手で足を手前に引く
手を押し返すつもりで足を押す
腹筋を引き締める
骨盤から頭頂部へ伸びる
骨盤から足裏へ向かって踏みしめる

Process P.73

Point
・軸足の強化
・軸足のお尻の強化
・脚を上げるための腹筋強化

最後は、**手で足をつかむポーズ（横に開く）**のプロセス1から、ひざを曲げたまま横に開き、バランス感覚をつかみます。ウエストを絞るつもりで腹筋に力を入れ、骨盤から上下に体を伸ばし、体幹、臀筋、脚力を強化します。

聖者アシュターヴァクラのポーズ

Lesson 3

アシュターヴァクラ・アーサナ　P.104

両脚で肩腕を挟み、ひざを伸ばしていくこのポーズは、アームバランスの中でも上位の難易度を誇ります。アームバランスは腕力だけではなく、腹筋とともに全身を統合することが大切。左ページを参考に段階を踏んで練習を重ね、攻略していきましょう。

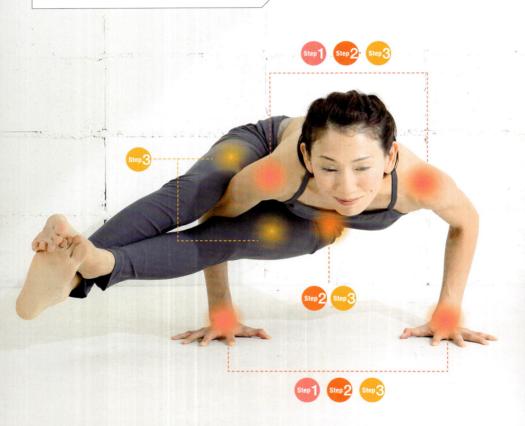

四点杖のポーズ

チャトゥランガ・ダンダ・アーサナ

Step 1

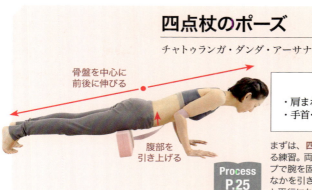

Process P.25

Point
・肩まわりのアライメントを整える
・手首・腕力の強化

まずは、**四点杖のポーズ**で腹筋と腕力をつける練習。両ももの下にブロックを置き、ストラップで腕を固定して肩の正しい位置を意識。おなかを引き上げ、前を見たままひじと肩が床と平行になるまでひじを曲げていきます。

横向きの鶴のポーズ

パールシュヴァ・バカ・アーサナ

Step 2

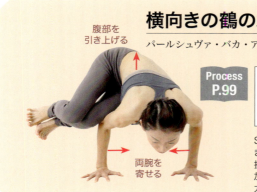

Process P.99

Point
・肩まわりのアライメントを整える
・手首・腕力・腹筋群の強化
・ねじった状態でバランス感覚を高める

Step 1で補助具を外して四点杖のポーズができるようになったら、**横向きの鶴のポーズ**に挑戦。このポーズでは、腕力と腹筋の強化に加え、体を浮かせるバランス感覚を、ねじる力とともに練習していきます。

片脚を腕にのせた腕立ちのポーズ

エーカ・ハスタ・ブジャ・アーサナ

Step 3

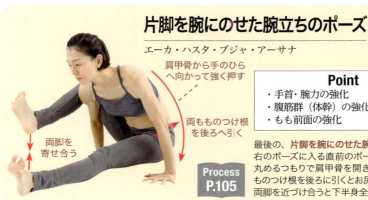

Process P.105

Point
・手首・腕力の強化
・腹筋群（体幹）の強化
・もも前面の強化

最後の、**片脚を腕にのせた腕立ちのポーズ**は、右のポーズに入る直前のポーズです。背中を丸めるつもりで肩甲骨を開き、おなかと両もものつけ根を後ろへ引くとお尻が浮き、さらに両脚を近づけ合うと下半身全体が浮きます。

上向きの弓のポーズ

Lesson 4

ウールドヴァ・ダヌラ・アーサナ　P.116

「子どものころはできたのに……」という人が多い、"ブリッジ"とも呼ばれるポーズ。子どものころより重くなった体重を持ち上げ、支えるための腕力と脚力の強さを培うことと同時に、肩まわりと股関節を柔軟にすることが大切です。

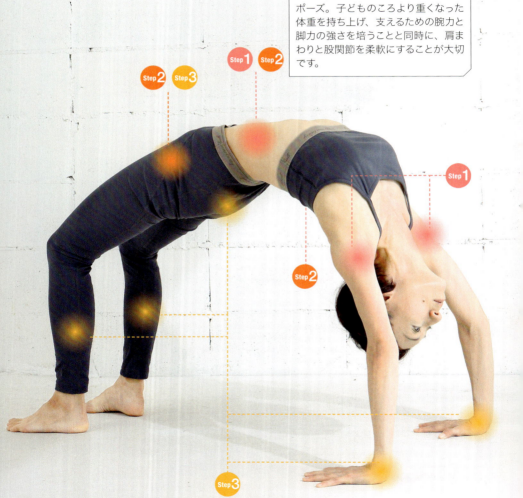

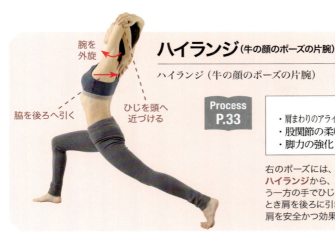

ハイランジ（牛の顔のポーズの片腕） Step 1

ハイランジ（牛の顔のポーズの片腕）

腕を外旋
脇を後ろへ引く
ひじを頭へ近づける

Process P.33

Point
・肩まわりのアライメントを整え、柔軟性を高める
・股関節の柔軟性を高める
・脚力の強化

右のポーズには、肩まわりの柔軟性が必要。**ハイランジ**から、頭の横で片ひじを曲げ、もう一方の手でひじを持って引き寄せます。このとき肩を後ろに引きながらひじを頭に寄せると肩を安全かつ効果的にストレッチできます。

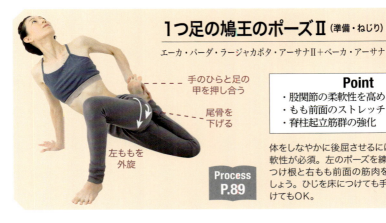

1つ足の鳩王のポーズⅡ（準備・ねじり） Step 2

エーカ・パーダ・ラージャカポタ・アーサナⅡ＋ベーカ・アーサナ

手のひらと足の甲を押し合う
尾骨を下げる
左ももを外旋

Process P.89

Point
・股関節の柔軟性を高める
・もも前面のストレッチ
・脊柱起立筋群の強化

体をしなやかに後屈させるには、股関節の柔軟性が必須。左のポーズを練習し、両もものつけ根と右もも前面の筋肉をストレッチしましょう。ひじを床につけても手のひらを床につけてもOK。

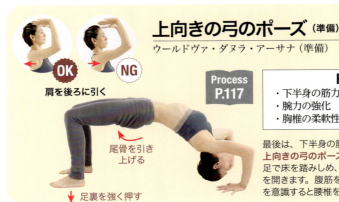

上向きの弓のポーズ（準備） Step 3

ウールドヴァ・ダヌラ・アーサナ（準備）

OK NG
肩を後ろに引く
尾骨を引き上げる
足裏を強く押す

Process P.117

Point
・下半身の筋力強化
・腕力の強化
・胸椎の柔軟性を高める

最後は、下半身の筋肉と腕力の強化のために**上向きの弓のポーズ**のプロセス2を練習。両足で床を踏みしめ、胸を前へ押し出して胸椎を開きます。腹筋を引き締め、背中側で呼吸を意識すると腰椎を守る練習にもなります。

頭立ちのポーズⅠ Lesson 5

サーランバ・シールシャ・アーサナⅠ　P.118

前腕と頭を床につけて逆立ちする難易度の高いポーズ。首に負担をかけないよう、肩を安定させ、体重を支えられるだけの腕力をつけることが大切です。背中を丸めないために胸を開きます。腹筋群を意識して使い、体幹を安定させることが、バランスを取るコツに。

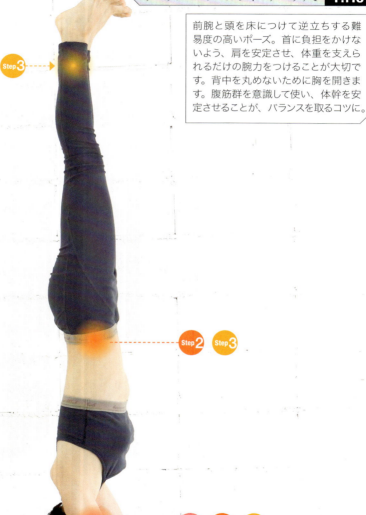

202

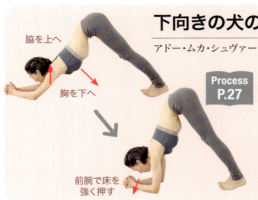

下向きの犬のポーズ（ひじをつく） Step 1
アドー・ムカ・シュヴァーナ・アーサナ（ひじをつく）

Process P.27

Point
・肩まわりのアライメントを整える
・肩まわりの柔軟性を高める
・腕力の強化

肩まわりの柔軟性を高め、腕力も強化します。**下向きの犬のポーズ**で、前腕を床につけて両手を組みます。脇を引き上げて胸を床へ近づけ、前腕で床を押しながら背骨が丸まらない範囲で前へ歩き、上半身の感覚をつかみます。

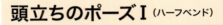

頭立ちのポーズI（ハーフベンド） Step 2
サーランバ・シールシャ・アーサナI（ハーフベンド）

Process P.119

Point
・腹筋の強化
・腕力の強化
・首の筋力強化

P.115で測った場所にひじを置き、**頭立ちのポーズI**のプロセス1から、壁を上がり、L字の姿勢に。前腕で床を押し、頭頂部を持ち上げて前を見る→床にそっと頭をつける、をくり返す。これで腕力と首の筋力を強化します。

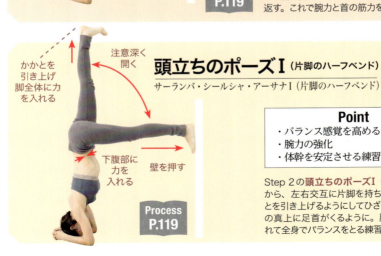

頭立ちのポーズI（片脚のハーフベンド） Step 3
サーランバ・シールシャ・アーサナI（片脚のハーフベンド）

Process P.119

Point
・バランス感覚を高める
・腕力の強化
・体幹を安定させる練習

Step 2の**頭立ちのポーズI（ハーフベンド）**から、左右交互に片脚を持ち上げます。かかとを引き上げるようにしてひざを伸ばし、骨盤の真上に足首がくるように。脚全体に力を入れて全身でバランスをとる練習です。

下を向いた木のポーズ

Lesson 6

アドー・ムカ・ヴリクシャ・アーサナ　P.122

逆転のジャンルの中でも特に高度なポーズ。両脚をそろえた美しいフォームで脚を天井に伸ばしていくのがポイントです。肩まわりの柔軟性とともに全身を使います。準備に時間をかけ、体の感覚を研ぎすませて練習しましょう。

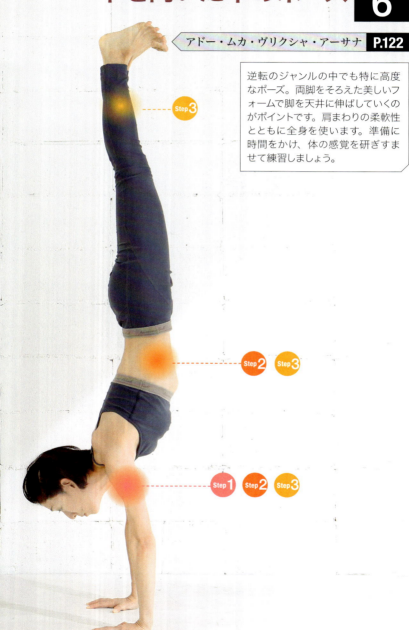

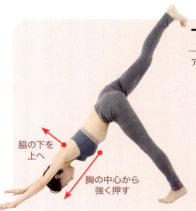

下向きの犬のポーズ (片脚を上げる) — Step 1

アドー・ムカ・シュヴァーナ・アーサナ (片脚を上げる)

- 脇の下を上へ
- 胸の中心から強く押す

Point
- 肩まわりの強化
- 肩まわりの柔軟性を高める

Process P.27

逆立ちは、両腕だけで体重を支えるので腕と肩の強化が必須。まずは、少しずつ腕に負荷をかけていく練習。**下向きの犬のポーズ**で片脚を交互に上げていきます。胸の中心から手のひらへ向かって強く床を押すようにして。

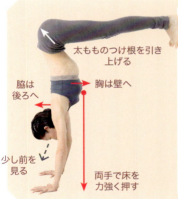

半分の下を向いた木のポーズ — Step 2

アルダ・アドー・ムカ・ヴリクシャ・アーサナ

- 太もものつけ根を引き上げる
- 胸は壁へ
- 脇は後ろへ
- 少し前を見る
- 両手で床を力強く押す

Point
- 肩まわりの強化
- 肩まわりの柔軟性を高める
- 目線の練習

Process P.115

Step 2では、**半分の下を向いた木のポーズ**の練習をします。胸を壁側へ押し出し、足裏で壁を強く押すようにします。このポーズは、足でも体を支えていますが、Step 1よりも両腕への負荷がアップします。

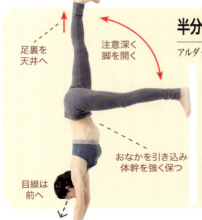

半分の下を向いた木のポーズ (片脚を上げる) — Step 3

アルダ・アドー・ムカ・ヴリクシャ・アーサナ (片脚を上げる)

- 足裏を天井へ
- 注意深く脚を開く
- おなかを引き込み体幹を強く保つ
- 目線は前へ

Point
- 腕力の強化
- バランス感覚を高める
- 腹筋群 (体幹) の強化

Process P.115

最後は、**半分の下を向いた木のポーズ**で片脚を上げる練習。おなかを引き込み、体幹を強く保ちながらバランスをとります。脚を伸ばすときは足裏を強く押し上げるようにして。脚全体の意識もバランスをとるのに大切な要素です。

目的別プラクティス

本書で紹介するポーズを組み合わせた目的別プログラムです。その日の気分や体調に合わせて行いましょう。太陽礼拝（P.20）で体を温めた後に行うとより効果的です。最後は必ず屍のポーズ（P.30）で締めくくりましょう。

引き締めコース 約3分

おなか、太ももなど、大きな筋肉を刺激するポーズで構成されたプログラム。効果的に体を引き締めて代謝を高めていきます。効かせる筋肉を意識しながら行って。

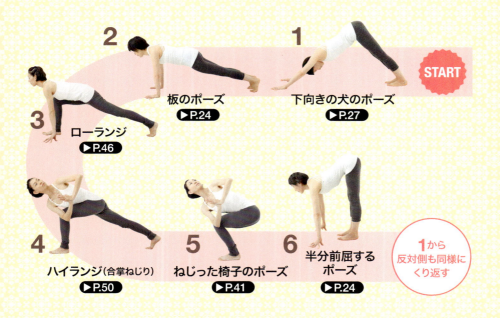

1. 下向きの犬のポーズ ▶P.27 START
2. 板のポーズ ▶P.24
3. ローランジ ▶P.46
4. ハイランジ（合掌ねじり）▶P.50
5. ねじった椅子のポーズ ▶P.41
6. 半分前屈するポーズ ▶P.24

1から反対側も同様にくり返す

Try! Video Lesson
各プログラムのオリジナル動画を視聴できます！

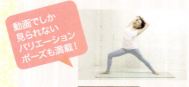

動画でしか見られないバリエーションポーズも満載！

オリジナル動画では、ヨガのコツを学び、楽しさをもっと実感してもらえるよう、本書で紹介しているポーズにアレンジを加えています。新たなバリエーションにチャレンジして、理想の体を目指して！

Video Lesson　http://gakken.jp/yogazenshu

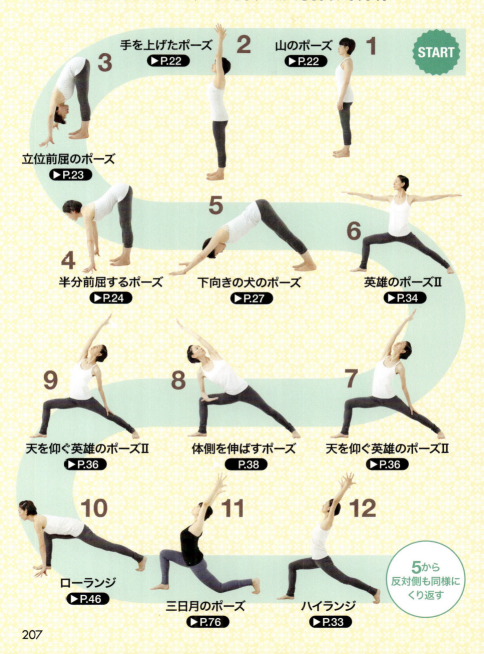

集中力UPプログラム 約4分

体の中心軸を探りながらバランスをとるポーズで構成されたプログラム。意識が一点に集中するので、気持ちのブレがなくなり、集中力を養うことができます。

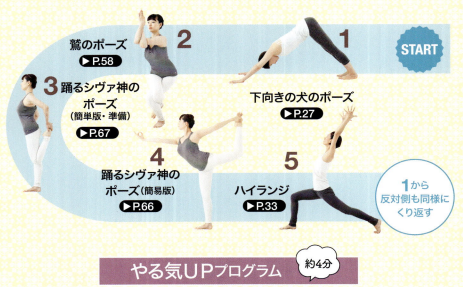

やる気UPプログラム 約4分

背骨を伸ばしたり、胸を開いたりするポーズで構成されています。深い呼吸がしやすくなるので、自ずと気持ちが前向きになり、やる気もアップします。

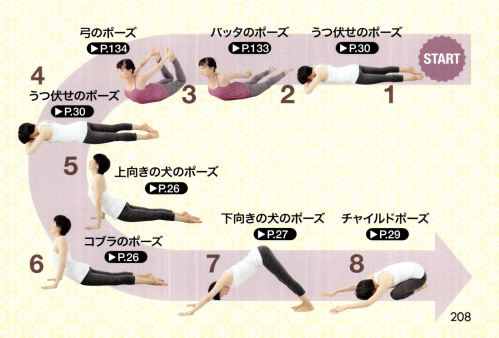

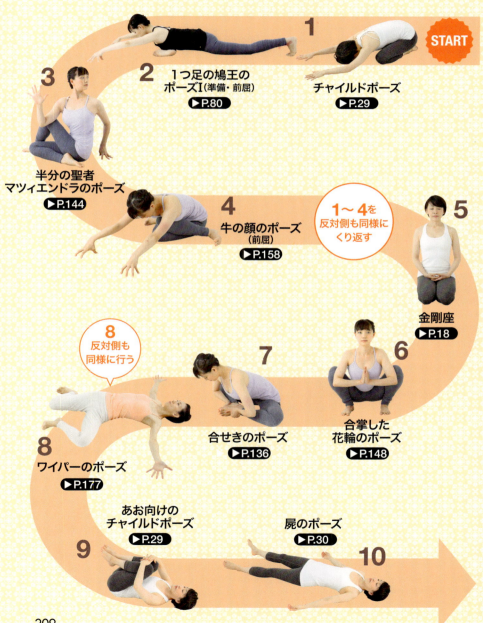

> 練習したポーズが見つけやすい！

掲載ポーズ一覧

本書で紹介している全176ポーズの一覧表。ここでは、体の使い方や完成形が似ているポーズを、各ポジショニング別に並べています。ポーズから掲載ページを見つけるときのさくいんとして、また、似たポーズを探して練習したいときなどに便利に使えます。

英雄座
ヴィーラ・アーサナ
Level ★　　P18

吉祥座
スヴァスティカ・アーサナ
Level ★　　P18

瞑想の座法

ALL POSE LIST

達人座
シッダ・アーサナ
Level ★★★★　P19

蓮華座
パドマ・アーサナ
Level ★★★★　P19

半蓮華座
アルダ・パドマ・アーサナ
Level ★★　P19

金剛座
ヴァジラ・アーサナ
Level ★★　P18

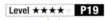

側屈のポーズ
サイド ベンディング
Level ★　　P22

手を上げたポーズ
ウールドヴァ・ハスタ・アーサナ
Level ★　　P22

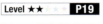

山のポーズ
ターダ・アーサナ
Level ★　　P22

太陽礼拝

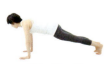
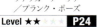

板のポーズ
ファラカ・アーサナ／ブランク・ポーズ
Level ★★　P24

半分前屈するポーズ
アルダ・ウッターナ・アーサナ
Level ★★　P24

立位前屈のポーズ
ウッターナ・アーサナ
（立位前屈のポーズ）
Level ★★　P23

前屈のポーズ
ウッターナ・アーサナ
（手を後ろで組んだバージョン）
Level ★　　P23

210

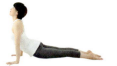
上向きの犬のポーズ
ウールドヴァ・ムカ・
シュヴァーナ・アーサナ
Level ★★★☆☆ P26

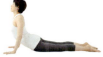
コブラのポーズ
ブジャンガ・アーサナ
Level ★★☆☆☆ P26

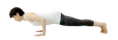
四点杖のポーズ
チャトゥランガ・ダンダ・
アーサナ
Level ★★★☆☆ P25

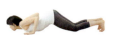
八点のポーズ
アシュターンガ・ダンダ・
アーサナ
Level ★★☆☆☆ P25

杖のポーズ（長座）
ダンダ・アーサナ
Level ★★☆☆☆ P28

基礎＆おやすみ

下向きの犬のポーズ
アドー・ムカ・シュヴァーナ・
アーサナ
Level ★★☆☆☆ P27

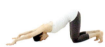
子犬のポーズ
ウッタナ・シショーサナ
／パピーポーズ
Level ★☆☆☆☆ P27

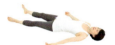
屍のポーズ
シャヴァ・アーサナ
Level ★☆☆☆☆ P30

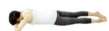
うつ伏せのポーズ
アドヴァ・アーサナ
（バリエーション）
Level ★☆☆☆☆ P30

**あお向けの
チャイルドポーズ**
スプタ・バーラ・アーサナ
Level ★☆☆☆☆ P29

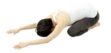
チャイルドポーズ
バーラ・アーサナ
Level ★☆☆☆☆ P29

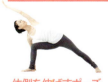
体側を伸ばすポーズ
ウッティタ・
パールシュヴァコーナ・アーサナ
Level ★★☆☆☆ P38

**天を仰ぐ
英雄のポーズⅡ**
ヴィパリータ・
ヴィーラバドラ・アーサナⅡ
Level ★★☆☆☆ P36

英雄のポーズⅡ
ヴィーラバドラ・アーサナⅡ
Level ★★☆☆☆ P34

立位

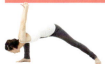
**手を後ろで組んで
前にダイブするポーズ**
バッダ・ハスタ・
パールシュヴァコーナ・アーサナ
Level ★★★☆☆ P39

ねじった三角のポーズ
パリヴリッタ・トゥリコーナ・
アーサナ
Level ★★★☆☆ P48

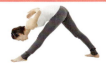
強く前屈するポーズ
パールシュヴォッターナ・
アーサナ
Level ★★☆☆☆ P49

三角のポーズ
ウッティタ・トゥリコーナ・
アーサナ
Level ★★☆☆☆ P42

開脚した前屈のポーズ
（手を後ろで組む）
プラサーリタ・パードッターナ・
アーサナ（手を後ろで組む）
Level ★★　P45

開脚した前屈のポーズ
（手足が一直線上）
プラサーリタ・パードッターナ・
アーサナ（手足が一直線上）
Level ★★　P45

開脚した前屈のポーズ
プラサーリタ・パードッターナ・
アーサナ
Level ★★　P44

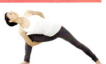
手を後ろで組んだ
体側を伸ばすポーズ
バッダ・パールシュヴァコーナ・
アーサナ
Level ★★★　P52

椅子のポーズ
ウトゥカタ・アーサナ
Level ★★　P40

英雄のポーズⅠ
ヴィーラバドラ・アーサナⅠ
Level ★★　P32

ハイランジ
ハイランジ
Level ★★　P33

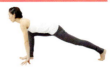
ローランジ
ローランジ
Level ★★　P46

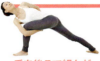
手を後ろで組んだ
ねじって体側を伸ばす
ポーズ
バッダ・パリヴリッタ・パールシュヴァ
コーナ・アーサナ
Level ★★★★★　P55

手を後ろで組んだ
ねじって体側を伸ばす
ポーズ（ヒールアップ）
バッダ・パリヴリッタ・パールシュヴァ
コーナ・アーサナ（ヒールアップ）
Level ★★★★　P54

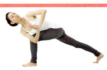
ハイランジ
（合掌ねじり）
ハイランジ（合掌ねじり）
Level ★★★　P50

ねじった椅子のポーズ
パリヴリッタ・ウトゥカタ・
アーサナ
Level ★★★　P41

立位
バランス

手を後ろで組んだ
ねじった三角のポーズ
バッダ・パリヴリッタ・
トゥリコーナ・アーサナ
Level ★★★★★　P55

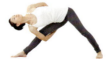
手を後ろで組んだ
三角のポーズ
バッダ・トゥリコーナ・
アーサナ
Level ★★★★　P53

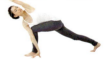
ねじって体側を伸ばす
ポーズ
パリヴリッタ・パールシュヴァコーナ・
アーサナ
Level ★★★★　P51

片脚を上げた
前屈のポーズ
ウールドヴァ・プラサーリタ・
エーカパーダ・アーサナ
Level ★★★　P64

半蓮華座の
前屈のポーズ
アルダ・バッダ・
パドモッターナ・アーサナ
Level ★★★　P57

鷲のポーズ
ガルダ・アーサナ
Level ★★　P58

木のポーズ
ヴリクシャ・アーサナ
Level ★★　P56

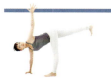
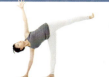
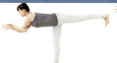

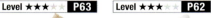

ねじった半月のポーズ	半月のポーズ	英雄のポーズⅢ (鷲のポーズの腕)	英雄のポーズⅢ
パリヴリッタ・アルダ・ チャンドラ・アーサナ	アルダ・チャンドラ・ アーサナ	ヴィーラバドラ・アーサナⅢ (ガルーダ・アーサナの腕)	ヴィーラバドラ・アーサナⅢ
Level ★★★★☆ P68	Level ★★★☆☆ P60	Level ★★★☆☆ P63	Level ★★★☆☆ P62

踊るシヴァ神のポーズ (ストラップ)	踊るシヴァ神のポーズ (簡易版)	ねじった半月の 弓のポーズ	半月の弓のポーズ
ナタラージャ・アーサナ (ストラップ)	ナタラージャ・アーサナ	パリヴリッタ・アルダ・ チャンドラ・チャパ・アーサナ	アルダ・チャンドラ・ チャパ・アーサナ
Level ★★★★☆ P67	Level ★★★☆☆ P66	Level ★★★★☆ P69	Level ★★★★☆ P61

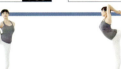

手で足をつかむポーズ (横に開く)	極楽鳥のポーズ	片脚立ちの 花輪のポーズ	踊るシヴァ神のポーズ (頭上から両手で足を持つ)
ウッティタ・ハスタ・バーダーングシュタ・ アーサナ (横に開く)	スヴァルガ・ドゥヴィジャ・ アーサナ	エーカ・パーダ・マーラー・ アーサナ	ナタラージャ・アーサナ (頭上から両手で足を持つ)
Level ★★★★☆ P72	Level ★★★★☆ P74	Level ★★★☆☆ P75	Level ★★★★★ P67

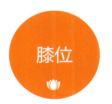

膝位

謙虚な戦士のポーズ		立った歩幅のポーズ	ねじって手で 足をつかむポーズ
シーラングシュタ・アーサナ		ウッティタ・トゥリヴィクラマ・ アーサナ	パリヴリッタ・ハスタ・ パーダーングシュタ・アーサナ
Level ★★☆☆☆ P77		Level ★★★★★ P73	Level ★★★★☆ P70

らくだのポーズ (片手を伸ばす)	らくだのポーズ	半分の猿神のポーズ	三日月のポーズ
エーカ・ハスタ・ ウシュトラ・アーサナ	ウシュトラ・アーサナ	アルダ・ハヌマーン・ アーサナ	アンジャネーヤ・アーサナ
Level ★★★★☆ P83	Level ★★★☆☆ P82	Level ★★☆☆☆ P78	Level ★★☆☆☆ P76

1つ足の鳩王のポーズⅡ
（準備・ねじり）
エーカ・パーダ・ラージャカポタ・
アーサナⅡ＋ベーカ・アーサナ

Level ★★★　P89

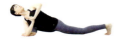

1つ足の鳩王のポーズⅠ
（準備・前屈＋ねじり）
エーカ・パーダ・ラージャ・
カポタ・アーサナⅠ（前屈＋ねじり）

Level ★★★★　P81

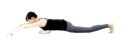

1つ足の鳩王のポーズⅠ
（準備・前屈）
エーカ・パーダ・ラージャ・
カポタ・アーサナⅠ（前屈）

Level ★★　P80

らくだのポーズ
（片手で足をつかむ）
ウシュトラ・アーサナ＋エーカ・
パーダ・ベーカ・アーサナ

Level ★★★★　P83

1つ足の鳩王のポーズⅡ
（準備・片手を伸ばす）
エーカ・パーダ・ラージャカポタ・
アーサナⅡ（片手を伸ばす）

Level ★★★　P89

1つ足の
鳩王のポーズⅠ
エーカ・パーダ・
ラージャカポタ・アーサナⅠ

Level ★★★★★　P86

マーメイドのポーズⅠ
マーメイドⅠ

Level ★★★★　P84

1つ足の鳩王のポーズⅠ
（準備・片手を伸ばす）
エーカ・パーダ・ラージャカポタ・
アーサナⅠ＋ベーカ・アーサナ

Level ★★★　P87

鶴のポーズ
バカ・アーサナ

Level ★★★　P90

アーム
バランス

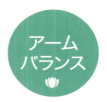

1つ足の鳩王の
ポーズⅡ
エーカ・パーダ・
ラージャカポタ・アーサナⅡ

Level ★★★★★　P88

マーメイドのポーズⅡ
マーメイドⅡ

Level ★★★★　P85

片脚を腕にのせた
腕立ちのポーズ
エーカ・ハスタ・ブジャ・
アーサナ

Level ★★★★　P105

蛍のポーズ
ティッティバ・アーサナ

Level ★★★★　P106

ひざ裏を腕にのせる
腕立ちのポーズ
ブジャピーダ・アーサナ

Level ★★★★　P107

横向きの鶴のポーズ
パールシュヴァ・バカ・
アーサナ

Level ★★★★　P98

聖者カウンディンニャの
ポーズⅡ
エーカ・パーダ・
カウンディンニャ・アーサナⅡ

Level ★★★★　P100

聖者カウンディンニャの
ポーズⅠ
エーカ・パーダ・
カウンディンニャ・アーサナⅠ

Level ★★★★　P99

片脚を伸ばした
鶴のポーズⅠ
エーカ・パーダ・バカ・
アーサナⅠ

Level ★★★★　P94

聖者アシュターヴァクラ
のポーズ
アシュターヴァクラ・
アーサナ

Level ★★★★　P104

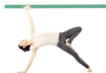
聖者ヴァシシュタのポーズ（片ひざを曲げる）
ヴァシシュタ・アーサナ（片ひざを曲げる）
Level ★★★★☆ P109

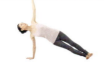
聖者ヴァシシュタのポーズ（両脚をそろえる）
ヴァシシュタ・アーサナ（両脚をそろえる）
Level ★★★☆☆ P92

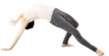
ワイルドシングス
カマトカラ・アーサナ
Level ★★★★☆ P96

聖者ガーラヴァのポーズ
エーカ・パーダ・ガーラヴァ・アーサナ
Level ★★★★★ P102

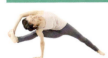
聖者ヴィシュヴァーミトラのポーズ
ヴィシュヴァーミトラ・アーサナ
Level ★★★★★ P110

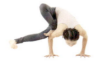
トンボのポーズ
ドラゴンフライⅠ
Level ★★★★★ P112

聖者ヴァシシュタのポーズ
ヴァシシュタ・アーサナ
Level ★★★★☆ P108

チャータカ鳥のポーズ
カピンジャラ・アーサナ
Level ★★★★☆ P109

手を組んだ上向きの弓のポーズ
ドゥイ・パーダ・ヴィパリータ・ダンダ・アーサナ
Level ★★★★★ P117

上向きの弓のポーズ（片脚を伸ばす）
エーカ・パーダ・ウールドヴァ・ダヌラ・アーサナ
Level ★★★★★ P117

上向きの弓のポーズ
ウールドヴァ・ダヌラ・アーサナ
Level ★★★★☆ P116

逆転

頭立ちのポーズⅢ
サーランバ・シールシャ・アーサナⅢ
Level ★★★★☆ P121

頭立ちのポーズⅡ
サーランバ・シールシャ・アーサナⅡ
Level ★★★★☆ P120

頭立ちのポーズⅠ
サーランバ・シールシャ・アーサナⅠ
Level ★★★★☆ P118

半分の下を向いた木のポーズ
アルダ・アド―・ムカ・ヴリクシャ・アーサナ
Level ★★★☆☆ P114

下を向いた木のポーズ
アド―・ムカ・ヴリクシャ・アーサナ
Level ★★★★★ P122

孔雀の羽のポーズ
ピーンチャ・マユーラ・アーサナ
Level ★★★★☆ P123

頭立ちのポーズ（蓮華座）
ウールドヴァ・パドマ・アーサナ イン シールシャ・アーサナ
Level ★★★★★ P119

頭立ちのポーズ（両腕を伸ばす）
ムクタ・ハスタ・シールシャ・アーサナ
Level ★★★★☆ P121

両脚で耳を挟むポーズ（腰を支える）
カルナピーダ・アーサナ
（腰を支える）
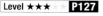
Level ★★★　P127

鋤のポーズ
ハラ・アーサナ
Level ★★★　P126

肩立ちのポーズ
サーランバ・サルワーンガ・アーサナ
Level ★★★　P124

半分肩立ちのポーズ
ヴィパリータ・カラニ・ムドラー・アーサナ
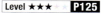
Level ★★★　P125

デッド・ウォーリアー（深いツイスト）
デッド・ウォーリアー（深いツイスト）
Level ★★　P129

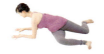
デッド・ウォーリアー
デッド・ウォーリアー
Level ★★　P128

うつ伏せ

両脚で耳を挟むポーズ
カルナピーダ・アーサナ
Level ★★★★　P127

片脚を伸ばした蛙のポーズ
エーカ・パーダ・ベーカ・アーサナ
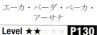
Level ★★　P130

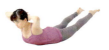
ワニのポーズ
マカラ・アーサナ
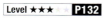
Level ★★★　P132

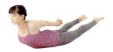
バッタのポーズ
シャラバ・アーサナ
Level ★★　P133

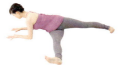
ブリジット・クロス
ブリジット・クロス
Level ★★★　P129

両手で足指を持った弓のポーズ
パーダーングシュタ・ダヌラ・アーサナ
Level ★★★★★　P135

横向きの弓のポーズ
パールシュヴァ・ダヌラ・アーサナ
Level ★★★★　P135

弓のポーズ
ダヌラ・アーサナ
Level ★★★　P134

蛙のポーズ
ベーカ・アーサナ
Level ★★★★　P131

合せきのポーズ
バッダ・コーナ・アーサナ
Level ★★　P136

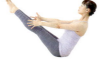
舟のポーズ
パリプールナ・ナーヴァ・アーサナ

Level ★★★　P150

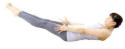
半分の舟のポーズ
アルダ・ナーヴァ・アーサナ
Level ★★　P151

座位

花輪のポーズⅡ
マーラ・アーサナⅡ
Level ★★★★☆ P149

花輪のポーズⅠ
マーラ・アーサナⅠ
Level ★★★★☆ P149

合掌した
花輪のポーズ
マーラ・アーサナ（合掌）
Level ★★★☆☆ P148

オメガのポーズ
オメガ
Level ★★☆☆☆ P137

1つ足の
牛の顔のポーズ
エーカ・パーダ・ゴームカ・
パスチモッターナ・アーサナ
Level ★★★☆☆ P159

牛の顔のポーズ
ゴームカ・アーサナ
Level ★★★★☆ P158

ベイビークレイドル
ヒンドラ・アーサナ
Level ★★☆☆☆ P146

縄のポーズ
パーシャ・アーサナ
Level ★★★★★ P172

片脚を半蓮華座で
前屈するポーズ
アルダ・バッダ・パドマ・
パスチモッターナ・アーサナ
Level ★★★☆☆ P141

片脚を伸ばして
前屈するポーズ
ジャーヌ・シールシャ・
アーサナ
Level ★★☆☆☆ P140

両脚を伸ばして
前屈するポーズ
パスチモッターナ・アーサナ
Level ★★☆☆☆ P138

薪のポーズ
アグニ・スタンバ・アーサナ
Level ★★★★☆ P156

聖者マリーチの
ポーズⅡ
マリーチ・アーサナⅡ
Level ★★★★☆ P153

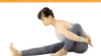
聖者マリーチの
ポーズⅠ
マリーチ・アーサナⅠ
Level ★★★☆☆ P152

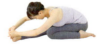
片脚を英雄座で
前屈するポーズ
トゥリアンガ・ムカイカパーダ・
パスチモッターナ・アーサナ
Level ★★★☆☆ P141

半分の根のポーズ
アルダ・ムーラ・
バンダ・アーサナ
Level ★★★★☆ P141

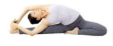
片脚を伸ばして
ねじるポーズ
パリヴリッタ・ジャーヌ・
シールシャ・アーサナ
Level ★★★★☆ P164

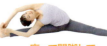
座って開脚して
ねじるポーズ
パリヴリッタ・ウパヴィシュタ・
コーナ・アーサナ
Level ★★★★☆ P165

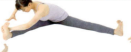
座って開脚して
片脚側に前屈するポーズ
パールシュヴァ・ウパヴィシュタ・
コーナ・アーサナ
Level ★★★☆☆ P143

座って開脚して
前屈するポーズ
ウパヴィシュタ・コーナ・
アーサナ
Level ★★☆☆☆ P142

217

ねじった鷺のポーズ（両手）
パリヴリッタ・クラウンチャ・アーサナ（両手）
Level ★★★★　P155

ねじった鷺のポーズ（片手）
パリヴリッタ・クラウンチャ・アーサナ（片手）
Level ★★★　P155

鷺のポーズ
クラウンチャ・アーサナ
Level ★★★　P154

ねじった前屈のポーズ
パリヴリッタ・パスチモッターナ・アーサナ
Level ★★★★　P166

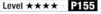

半分の聖者マツィエンドラのポーズ（片脚を伸ばす）
アルダ・マツィエンドラ・アーサナ（片脚を伸ばす）
Level ★　P145

日時計のポーズ（簡易版）
スーリヤ・ヤントラ・アーサナ（簡易版）
Level ★★★　P169

日時計のポーズ
スーリヤ・ヤントラ・アーサナ
Level ★★★★　P168

日時計のポーズ（準備）
スーリヤ・ヤントラ・アーサナ（準備）
Level ★★　P169

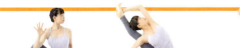
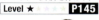

聖者マリーチのポーズ IV
マリーチ・アーサナ IV
Level ★★★★★　P163

聖者マリーチのポーズ III
マリーチ・アーサナ III
Level ★★★★　P162

半分の聖者マツィエンドラのポーズ（手を組む）
アルダ・マツィエンドラ・アーサナ I（手を組む）
Level ★★★★　P145

半分の聖者マツィエンドラのポーズ
アルダ・マツィエンドラ・アーサナ
Level ★★　P144

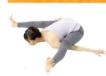
亀のポーズ
クールマ・アーサナ
Level ★★★★★　P174

猿神のポーズ
ハヌマーン・アーサナ
Level ★★★★　P170

ヨギの杖のポーズ
ヨガダンダ・アーサナ
Level ★★★★★　P161

聖者バラドヴァージャのポーズ II
バラドヴァージャ・アーサナ II
Level ★★★★　P160

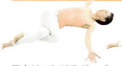
仰向けでねじるポーズ（脚を絡ませる）
パリヴリッタ・スプタ・パーダーングシュタ・アーサナ（脚を絡ませる）
Level ★　P176

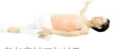
あお向けでねじるポーズ（片ひざを曲げる）
パリヴリッタ・スプタ・パーダーングシュタ・アーサナ（片ひざを曲げる）
Level ★　P177

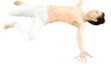
ワイパーのポーズ
ヴィシュヴァ・ヴァジュラ・アーサナ
Level ★　P177

あお向け

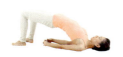
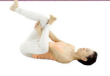

橋のポーズ
セツ・バンダ・サルワーンガ・
アーナナ
Level ★★☆☆☆ P186

ハッピーベイビー
ドゥヴィ・パーダ・ヨガナンダ・
アーサナ
Level ★★☆☆☆ P184

針の穴のポーズ
スチランドラ・アーサナ
Level ★★☆☆☆ P182

おなかをねじるポーズ
ジャタラ・パリヴァルタナ・
アーサナ
Level ★★★☆☆ P188

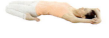
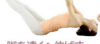
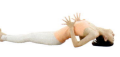

あお向けで片脚を上げた英雄のポーズ
エーカ・パーダ・スプタ・ヴィーラ・
アーサテ（片脚を上げる）
Level ★★★★☆ P181

あお向けの英雄のポーズ
スプタ・ヴィーラ・アーサナ
Level ★★☆☆☆ P180

脚を遠くへ伸ばすポーズ
ウッターナ・パーダ・
アーサナ
Level ★★★☆☆ P179

魚のポーズ
マツヤ・アーサナ
Level ★★☆☆☆ P178

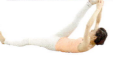
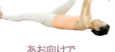
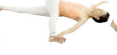
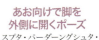

あお向けで脚と頭を近づけるポーズ
スプタ・ドゥイ・ハスタパーダ・
アーサナ
Level ★★★☆☆ P191

あお向けで足指を持つポーズ
スプタ・パーダーングシュタ・
アーサナ
Level ★★★☆☆ P190

あお向けでねじって脚を倒すポーズ
パリヴリッタ・スプタ・
パーダーングシュタ・アーサナ
Level ★★★☆☆ P191

あお向けで脚を外側に開くポーズ
スプタ・パーダーングシュタ・
アーサナ（脚を外側に倒す）
Level ★★★☆☆ P191

片脚を伸ばした鶴のポーズⅠ	P94
片脚を伸ばして前屈するポーズ	P140
片脚を伸ばしてねじるポーズ	P164
片脚を半蓮華座で前屈するポーズ	P141
肩立ちのポーズ	P124
合掌した花輪のポーズ	P148
合せきのポーズ	P136
亀のポーズ	P174
吉祥座	P18
木のポーズ	P56
孔雀の羽のポーズ	P123
謙虚な戦士のポーズ	P77
子犬のポーズ	P27
極楽鳥のポーズ	P74
コブラのポーズ	P26
金剛座	P18

さ

魚のポーズ	P178
鷺のポーズ	P154
猿神のポーズ	P170
三角のポーズ	P42
屍のポーズ	P30
下向きの犬のポーズ	P27
下を向いた木のポーズ	P122
鋤のポーズ	P126
座って開脚して片脚側に前屈するポーズ	P143
座って開脚して前屈するポーズ	P142
座って開脚してねじるポーズ	P165
聖者アシュターヴァクラのポーズ	P104
聖者ヴァシシュタのポーズ	P108
聖者ヴァシシュタのポーズ(片ひざを曲げる)	P109
聖者ヴァシシュタのポーズ(両脚をそろえる)	P92
聖者ヴィシュヴァーミトラのポーズ	P110
聖者ガーラヴァのポーズ	P102
聖者カウンディニャのポーズⅠ	P99
聖者カウンディニャのポーズⅡ	P100
聖者バラドヴァージャのポーズⅡ	P160
聖者マリーチのポーズⅠ	P152
聖者マリーチのポーズⅡ	P153
聖者マリーチのポーズⅢ	P162
聖者マリーチのポーズⅣ	P163
前屈のポーズ	P23
側屈のポーズ	P22

た

体側を伸ばすポーズ	P38
薪のポーズ	P156
達人座	P19
立った歩幅のポーズ	P73
チャータカ鳥のポーズ	P109

和名さくいん

あ

あお向けで脚と頭を近づけるポーズ	P191
あお向けで足指を持つポーズ	P190
あお向けで脚を外側に開くポーズ	P191
あお向けで片脚を上げた英雄のポーズ	P181
あお向けでねじって脚を倒すポーズ	P191
あお向けでねじるポーズ(脚を絡める)	P176
あお向けでねじるポーズ(片ひざを曲げる)	P177
あお向けの英雄のポーズ	P180
あお向けのチャイルドポーズ	P29
脚を遠くへ伸ばすポーズ	P179
頭立ちのポーズ(両腕を伸ばす)	P121
頭立ちのポーズ(蓮華座)	P119
頭立ちのポーズⅠ	P118
頭立ちのポーズⅡ	P120
頭立ちのポーズⅢ	P121
椅子のポーズ	P40
板のポーズ	P24
上向きの犬のポーズ	P26
上向きの弓のポーズ	P116
上向きの弓のポーズ(片脚を伸ばす)	P117
牛の顔のポーズ	P158
うつ伏せのポーズ	P30
英雄座	P18
英雄のポーズⅠ	P32
英雄のポーズⅡ	P34
英雄のポーズⅢ	P62
英雄のポーズⅢ(鷲のポーズの腕)	P63
踊るシヴァ神のポーズ(簡易版)	P66
踊るシヴァ神のポーズ(ストラップ)	P67
踊るシヴァ神のポーズ(頭上から両手で足を持つ)	P67
おなかをねじるポーズ	P188
オメガのポーズ	P137

か

開脚した前屈のポーズ	P44
開脚した前屈のポーズ(手足が一直線上)	P45
開脚した前屈のポーズ(手を後ろで組む)	P45
蛙のポーズ	P131
片脚立ちの花輪のポーズ	P75
片脚を上げた前屈のポーズ	P64
片脚を腕にのせた腕立ちのポーズ	P105
片脚を英雄座で前屈するポーズ	P141
片脚を伸ばした蛙のポーズ	P130

220

半蓮華座	P19	チャイルドポーズ	P29
半蓮華座の前屈のポーズ	P57	杖のポーズ	P28
ひざ裏を腕にのせる腕立ちのポーズ	P107	強く前屈するポーズ	P49
日時計のポーズ	P168	鶴のポーズ	P90
日時計のポーズ（簡易版）	P169	デッド・ウォーリアー	P128
日時計のポーズ（準備）	P169	デッド・ウォーリアー（深いツイスト）	P129
1つ足の牛の顔のポーズ	P159	手で足をつかむポーズ（横に開く）	P72
1つ足の鳩王のポーズ I	P86	手を上げたポーズ	P22
1つ足の鳩王のポーズ I（準備・片手を伸ばす）	P87	手を後ろで組んだ三角のポーズ	P53
1つ足の鳩王のポーズ I（準備・前屈）	P80	手を後ろで組んだ体側を伸ばすポーズ	P52
1つ足の鳩王のポーズ I（準備・前屈＋ねじり）	P81	手を後ろで組んだねじった三角のポーズ	P55
1つ足の鳩王のポーズ II	P88	手を後ろで組んだねじって体側を伸ばすポーズ	P55
1つ足の鳩王のポーズ II（準備・片手を伸ばす）	P89	手を後ろで組んだねじって体側を伸ばすポーズ（ヒールアップ）	P54
1つ足の鳩王のポーズ II（準備・ねじり）	P89	手を後ろで組んで前にダイブするポーズ	P39
舟のポーズ	P150	手を組んだ上向きの弓のポーズ	P117
ブリジット・クロス	P129	天を仰ぐ英雄のポーズ II	P36
ベイビークレイドル	P146	トンボのポーズ	P112
蛍のポーズ	P106		

な

		縄のポーズ	P172

ま

マーメイドのポーズ I	P84	ねじった椅子のポーズ	P41
マーメイドのポーズ II	P85	ねじった鷺のポーズ（片手）	P155
三日月のポーズ	P76	ねじった鷺のポーズ（両手）	P155
		ねじった三角のポーズ	P48

や

山のポーズ	P22	ねじった前屈のポーズ	P166
弓のポーズ	P134	ねじった半月のポーズ	P68
ヨギの杖のポーズ	P161	ねじった半月の弓のポーズ	P69
横向きの鶴のポーズ	P98	ねじって体側を伸ばすポーズ	P51
横向きの弓のポーズ	P135	ねじって手で足をつかむポーズ	P70
四点杖のポーズ	P25		

は

ら

らくだのポーズ	P82	ハイランジ	P33
らくだのポーズ（片手で足をつかむ）	P83	ハイランジ（合掌ねじり）	P50
らくだのポーズ（片手を伸ばす）	P83	橋のポーズ	P186
立位前屈のポーズ	P23	バッタのポーズ	P133
両脚を伸ばして前屈するポーズ	P138	八点のポーズ	P25
両脚で耳を挟むポーズ	P127	ハッピーベイビー	P184
両脚で耳を挟むポーズ（腰を支える）	P127	花輪のポーズ I	P149
両手で足指を持った弓のポーズ	P135	花輪のポーズ II	P149
蓮華座	P19	針の穴のポーズ	P182
ローランジ	P46	半月のポーズ	P60
		半月の弓のポーズ	P61

わ

ワイパーのポーズ	P177	半分肩立ちのポーズ	P125
ワイルドシングス	P96	半分前屈するポーズ	P24
鷲のポーズ	P58	半分の猿神のポーズ	P78
ワニのポーズ	P132	半分の下を向いた木のポーズ	P114
		半分の聖者マツィエンドラのポーズ	P144
		半分の聖者マツィエンドラのポーズ（片脚を伸ばす）	P145
		半分の聖者マツィエンドラのポーズ（手を組む）	P145
		半分の根のポーズ	P141
		半分の舟のポーズ	P151

ウッターナ・アーサナ（手を後ろで組んだバージョン）	P23
ウッターナ・アーサナ（立位前屈のポーズ）	P23
ウッターナ・シショーサナ	P27
ウッターナ・パーダ・アーサナ	P179
ウッティタ・トゥリヴィクラマ・アーサナ	P73
ウッティタ・トゥリコーナ・アーサナ	P42
ウッティタ・パールシュヴァコーナ・アーサナ	P38
ウッティタ・ハスタ・パーダーングシュタ・アーサナ（横に開く）	P72
ウトゥカタ・アーサナ	P40
ウパヴィシュタ・コーナ・アーサナ	P142
ヴリクシャ・アーサナ	P56
エーカ・パーダ・ウールドヴァ・ダヌラ・アーサナ	P117
エーカ・パーダ・ガーラヴァ・アーサナ	P102
エーカ・パーダ・カウンディンニャ・アーサナ I	P99
エーカ・パーダ・カウンディンニャ・アーサナ II	P100
エーカ・パーダ・ゴームカ・パスチモッターナ・アーサナ	P159
エーカ・パーダ・スプタ・ヴィーラ・アーサナ（片脚を上げる）	P181
エーカ・パーダ・バカ・アーサナ I	P94
エーカ・パーダ・ベーカ・アーサナ	P130
エーカ・パーダ・マーラー・アーサナ	P75
エーカ・パーダ・ラージャカポタ・アーサナ I	P86
エーカ・パーダ・ラージャ・カポタ・アーサナ I（前屈）	P80
エーカ・パーダ・ラージャ・カポタ・アーサナ I（前屈＋ねじり）	P81
エーカ・パーダ・ラージャカポタ・アーサナ I＋ベーカ・アーサナ	P87
エーカ・パーダ・ラージャカポタ・アーサナ II	P88
エーカ・パーダ・ラージャカポタ・アーサナ II（片手を伸ばす）	P89
エーカ・パーダ・ラージャカポタ・アーサナ II＋ベーカ・アーサナ	P89
エーカ・ハスタ・ウシュトラ・アーサナ	P83
エーカ・ハスタ・ブジャ・アーサナ	P105
オメガ	P137

カ

カピンジャラ・アーサナ	P109
カマトカラ・アーサナ	P96
ガルダ・アーサナ	P58
カルナピーダ・アーサナ	P127
カルナピーダ・アーサナ（腰を支える）	P127
クールマ・アーサナ	P174
クラウンチャ・アーサナ	P154
ゴームカ・アーサナ	P158

サ

サーランバ・サルワーンガ・アーサナ	P124
サーランバ・シールシャ・アーサナ I	P118
サーランバ・シールシャ・アーサナ II	P120
サーランバ・シールシャ・アーサナ III	P121
サイド ベンディング	P22
シーラングシタ・アーサナ	P77
シッダ・アーサナ	P19
ジャーヌ・シールシャ・アーサナ	P140
シャヴァ・アーサナ	P30

サンスクリット語 (英語)
さくいん

ア

アグニ・スタンバ・アーサナ	P156
アシュターヴァクラ・アーサナ	P104
アシュターンガ・ダンダ・アーサナ	P25
アドー・ムカ・ヴリクシャ・アーサナ	P122
アドー・ムカ・シュヴァーナ・アーサナ	P27
アドヴァ・アーサナ（バリエーション）	P30
アルダ・アドー・ムカ・ヴリクシャ・アーサナ	P114
アルダ・ウッターナ・アーサナ	P24
アルダ・チャンドラ・アーサナ	P60
アルダ・チャンドラ・チャパ・アーサナ	P61
アルダ・ナーヴァ・アーサナ	P151
アルダ・バッダ・パドマ・パスチモッターナ・アーサナ	P141
アルダ・バッダ・パドモッターナ・アーサナ	P57
アルダ・パドマ・アーサナ	P19
アルダ・ハヌマーン・アーサナ	P78
アルダ・マツィエンドラ・アーサナ	P144
アルダ・マツィエンドラ・アーサナ（片脚を伸ばす）	P145
アルダ・マツィエンドラ・アーサナ I（手を組む）	P145
アルダ・ムーラ・バンダ・アーサナ	P141
アンジャネーヤ・アーサナ	P76
ヴァシシュタ・アーサナ	P108
ヴァシシュタ・アーサナ（片ひざ曲げる）	P109
ヴァシシュタ・アーサナ（両脚をそろえる）	P92
ヴァジラ・アーサナ	P18
ヴィーラ・アーサナ	P18
ヴィーラバドラ・アーサナ I	P32
ヴィーラバドラ・アーサナ II	P34
ヴィーラバドラ・アーサナ III	P62
ヴィーラバドラ・アーサナ III（鷲のポーズの腕）	P63
ヴィシュヴァーミトラ・アーサナ	P110
ヴィシュヴァ・ヴァジュラ・アーサナ	P177
ヴィパリータ・ヴィーラバドラ・アーサナ II	P36
ヴィパリータ・カラニ・ムドラー・アーサナ	P125
ウールドヴァ・ダヌラ・アーサナ	P116
ウールドヴァ・ハスタ・アーサナ	P22
ウールドヴァ・パドマ・アーサナ イン シールシャ・アーサナ	P119
ウールドヴァ・プラサーリタ・エーカパーダ・アーサナ	P64
ウールドヴァ・ムカ・シュヴァーナ・アーサナ	P26
ウシュトラ・アーサナ	P82
ウシュトラ・アーサナ＋エーカ・パーダ・ベーカ・アーサナ	P83

222

さくいん

（左段）

バラジ・パリリッシュ・パー・ラーランラーシ・アージ（ヒーリッツ）	P54
パララ・アージ	P19
パラーシ・アージ	P170
パラ・アージ	P126
パラグラー・アージ Ⅱ	P160
パラポーラス	P27
パリリッシュ・パラ・プリ・アージ	P68
パリリッシュ・パラ・プリ・アージ	P69
パリリッシュ・パラ・アージ	P41
パリリッシュ・パラ・アージ	P165
パリリッシュ・パラ・クラプラシュ（手）	P155
パリリッシュ・パラ・クラプラシュ（手）	P155
パリリッシュ・パラ・グラーラ・シュ・アージ	P164
パリリッシュ・パラ・アージ	P161
パリリッシュ・パラ・パー・パラジラジ・アージ（麻を組む様な）	P176
パリリッシュ・パラ・パー・パラジラジ・アージ（麻を組む様な）	P177
パリリッシュ・パラ・ローシ・アージ	P48
パリリッシュ・パラ・パー・パラプラジ・アージ	P51
パリリッシュ・パラ・パッ・パー・パラジラジ・アージ	P70
パリリッシュ・パッ・アージ	P166
パリラ・アー・ルラー・アージ	P150
ヒーラ・シーラ・ハラ・アージ	P123
ヒスト・アージ	P146
プラシ・アージ（プラシ）	P24
プラシ・クーラア・アージ	P107
プラシ・アージ	P26
プラシ・パー・ルッター・アージ（手名称4：直続上）	P45
プラシ・パー・ルッター・アージ（手名称3名続き）	P45
プランクサポーズ	P24
プリシュト・クロス	P129
ペーラ・アージ	P131

（♦2）

クソメーシ Ⅰ	P84
クソメーシ Ⅱ	P85

（♦マーク）

シーラ・アージ（与著）	P148
シーラ・アージ Ⅰ	P149
シーラ・アージ Ⅱ	P149
プッシ・アージ	P132
クッツ・アージ	P178
シリーチ・アージ Ⅰ	P152
シリーチ・アージ Ⅱ	P153
シリーチ・アージ Ⅲ	P162
シリーチ・アージ Ⅳ	P163
ファッ・プッ・パッ・シーシ・アージ	P151

（♦♥♠）

ヲラチシ・アージ	P161
ローランシ	P46

（右段）

シャラシ・パラジラジラジ・アージ	P188
シャシラ・アージ	P133
シラララ・アージ	P18
スラララリ・ラッラバシャ・アージ	P74
スーリッ・アッラシ・アージ	P168
スーリッ・アッラシ・アージ（駅留版）	P169
スーリッ・アッラシ・アージ（家）	P169
スラシャシラ・アージ	P182
スラシ・シーラ・アージ	P180
スラシ・ドラッ・パスリ・アージ	P191
スラシ・パー・シラッラーラ・アージ	P190
スラシ・パー・シラッラーラ・アージ（駅名順に並ぶ）	P191
スラシ・パー・シーラ	P29
ヤッ・パラッ・アラーリッ・アージ	P186

（6マーク）

ター・ラ・アージ	P22
ダラッ・アージ	P134
ターラ・アージ	P28
チャラララジ・ダラ・アージ	P25
テラッラッ・アージ	P106
テッラ・ラッーリー	P128
テッラ・ラッーリー（深ミッラス）	P129
Kラッ・パー・ラ・ヲライリーラ・ラララ・アージ	P117
Kラッ・パー・ラ・ヲラリーラ・アージ	P84
Kリラアッ・レアラバリーラ・パラモッラ・アージ	P141
Kラシラシラ Ⅰ	P12

（+マーク）

チラシーラ・アージ	P66
チラシーラ・アージ（スラッラ）	P67
チラシーラ・アージ（奥上から2列目を含む）	P67

（Yマーク）

パーシャ・アージ	P172
パーグラシジラジ・ダラ・アージ	P135
シーラ・アージ	P29
パー・パラジラジ・アー・アージ	P143
パー・シラ・アージ	P135
パー・パラ・アッ・アージ	P98
パー・パラジラッツ・アージ	P49
パラシシ	P33
パラシッ（与著なし）	P50
パッ・アージ	P90
パシモッラー・アージ	P38
パッ・コー・アージ	P36
パッ・アー・トリッ・アージ	P53
パッ・アー・パラジラジ・アージ	P52
パッ・パッ・パー・パラジラジ・アージ	P39
パッ・パリリッシュ・トリッ・アージ	P55
パッ・パリリッシュ・パー・ラーランラーシ・アージ	P55

いちばんよくわかる YOGAポーズ全集

2017年1月14日 第1刷発行

著者	スタジオ・ヨギー／今津貴美（キミ）
発行人	鈴木貴子
編集人	南條涼也
企画編集	原田千里子
撮影	川上尚見
スタイリスト	森脇範子
ヘアメイク	中村澄代
編集協力	マシン（キミー・インストラクチャー）、フクチ マミ、すぎやま えみ、すずき ちえこ、タカハシ マキ（スタジオ・キミー）、戸倉詠子（ロハスインターナショナル）
編集	桃谷恭子、渡辺淑子（ヨギー・エージー）
発行所	株式会社学研プラス 〒141-8415 東京都品川区西五反田2-11-8
印刷所	大日本印刷株式会社
DTP	株式会社シーパーソーズ

いちばんよくわかるYOGAポーズ全集

※この本に関する各種お問い合わせ先
<電話の場合>
○編集内容については
☎ 03-6431-1223（編集部直通）
○在庫・不良品（落丁、乱丁）については
☎ 03-6431-1250（販売部直通）
○上記以外のお問い合わせは
☎ 03-6431-1002（学研お客様センター）
<文書の場合>
〒141-8418
東京都品川区西五反田2-11-8 学研お客様センター
『いちばんよくわかるYOGAポーズ全集』係

○この本に掲載されている情報に関するお問い合わせは、
©Studio Yoggy/Kimi/Gakken Plus 2017 Printed in Japan
本書の無断転載、複製、複写（コピー）、翻訳を禁じます。
本書を代行業者等の第三者に依頼してスキャンやデジタル化することは、
たとえ個人や家庭内の利用であっても、著作権法上、認められておりません。

学研の書籍・雑誌についての新刊情報・詳細情報は、下記をご覧ください。
学研出版サイト http://hon.gakken.jp/

著者・総合監修 今津貴美（キミ） スタジオ・ヨギー エグゼクティブ・ディレクター

1995年よりヨガ指導を始める。2000年より本格的にヨガに出合い、以後、日本、アメリカ、インドで心身医学、ヨガ哲学などを学ぶ。2007年よりリラクゼーションにヨガの技法を導入したコーチングを提唱、指導し始める。米国500時間登録ヨガトレーナーRYT500取得者。著書に『はじめてのYoga絵本』、CD『チャイニングヨーガ＆インナーヨーガ』がある。その他のメディア出演実績多数。開華瞑想指導。「瞑想とヨガは日々にすべてを。」を理念に独自の、130万ダウンロードをほこるアプリを手がけている。

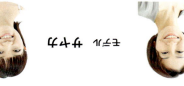

モデル リナ　　　モデル ササ　　　特別講師指導 中井章人

スタジオ・ヨギー

スタジオ・ヨギーは、「体・心・呼吸・メンタル」を総合的にアプローチしたヨガ＆ピラティススタジオ。2005年に青山開放し、全国にスタジオを展開。オリジナルヨガインストラクター養成コースや初心者から経験者まで学べるように豊富なレッスンを揃えている。

モデル ササ

スタジオ・ヨギー認定ヨガ指導者。ヨーロッパでバレエを学び、15歳よりバレエを始め、卒業後は数々のバレエ団を経て、プロとして活躍した後、現在はヨガ・スタジオ・ヨギーのベーシックトレーニングコースを修了。

特別講師指導 中井章人

順天堂大学医学部教授兼順天堂大学医学部附属練馬病院副院長。産婦人科専門医。産科学・婦人科学の立場から女性のトータルヘルスケアに力を注ぎ、多数著書を出している。